Richard Wagner

Fragen und Antworten zur Misteltherapie

ISCADOR® und mehr VII

Richard Wagner

Fragen und Antworten zur Misteltherapie

MAYER

Dieses Buch widme ich meinen Patienten.

Unser Praxiscomputer zeigt seit 1984 einen Eintrag von über 17000 Patienten, die in dieser Zeit behandelt worden sind, von 1994 bis 2004 gemeinsam mit meiner Frau Dr. Elisabeth Wagner († 12.11.2004).

Wir bedanken uns bei all diesen Menschen für ihr Vertrauen in unsere Praxis und unseren therapeutischen Rat und auch für das Vertrauen in unser Praxislabor Onkobrain®.

Stuttgart, im August 2007   *Dr. med. Richard Wagner*

Bibliografische Information der Deutschen Bibliothek
Die Deutsche Bibliothek verzeichnet diese Publikation in der
Deutschen Nationalbibliografie; detaillierte bibliografische Daten
sind im Internet über http://dnb.de abrufbar.

ISBN 978-3-932386-95-7
© 2007 Verlag Johannes M. Mayer & Co. GmbH
Stuttgart · Berlin
Umschlag: Laurenz Theinert, Stuttgart,
unter Verwendung einer Dia-Vorlage von Arndt Büssing
Satz: de·te·pe, Aalen
Druck und Bindung: Ebner & Spiegel, Ulm

Inhalt

1. Allgemeines Vorwort zur Reihe »ISCADOR® und mehr«

Mit diesem Buch »Fragen und Antworten zur Misteltherapie« wird im Verlag Johannes M. Mayer, Stuttgart, die Reihe: »ISCADOR® und mehr« fortgeführt.

Herrn Johannes Mayer sei an dieser Stelle herzlich Dank gesagt, dass er diese Reihe in sein Verlagsprogramm aufgenommen hat.

ISCADOR® ist der Hauptvertreter der verschiedenen Mistelpräparate. Rudolf Steiner (1861–1925), der Begründer der Anthroposophie, hat um 1920 vor Ärzten ausführlich dargelegt, warum und wie die Mistel als Krebsheilmittel wirken kann. Dies zu einer Zeit, in der die Krebsmedizin nur aus der noch relativ groben Diagnostik und der nachfolgenden Operation bestand, einer Zeit, in der sich die Bestrahlungstherapie in ihren Anfängen gerade erst entwickelte und es weder eine hormonelle noch antihormonelle Therapie noch eine medikamentöse Krebstherapie gab.

Die anthroposophische Krebstherapie und die Misteltherapie gehen auf die anthroposophisch erweiterte Medizin zurück. Rudolf Steiner hat darauf bestanden, dass sie nur von einem schulmedizinisch ausgebildeten und naturwissenschaftlich geschulten Arzt durchgeführt werden sollte. Das naturwissenschaftliche Fundament mit allen Kenntnissen der jeweiligen Zeit ist also die Voraussetzung dafür. Dieser Punkt ist heute umso wichtiger, als die neuen Therapieverfahren, die mit Misteltherapie ergänzt werden müssen, so kompliziert sind, dass es eines ärztlichen Studiums bedarf, um abzuschätzen, mit welchen Methoden in der jeweiligen Krankheitssituation dem einzelnen Patienten am besten geholfen werden kann.

Das naturwissenschaftliche Fundament mit den Kenntnissen der jeweiligen Zeit ist also unabdingbare Voraussetzung für diese Medizin. Hinzu kommt aus einem erweiterten Menschheitsverständnis das Wissen um den Zusammenhang von Leib, Seele und Geist. Nur eine Therapie, die diese Trias diagnostisch und therapeutisch mit beinhaltet, wurde von Steiner als Medizin der Zukunft angesehen. Die naturwissenschaftliche Medizin, die oft genug auf der Ebene des physischen Leibes stehen bleibt, hat zwar in den vergangenen Jahren und Jahrzehnten große Erfolge errungen, es ist ihr trotzdem nicht gelungen, die Haupterkrankungen unseres Jahrhunderts in einem ausreichenden Maße zu therapieren. Wie wir aus Studien wissen, sterben heute immer mehr Menschen an den Folgen der Gefäßerkrankungen, und in zehn Jahren wird das Karzinom die Todesursache Nummer eins sein. Wenn wir alle Krebsarten zusammenfassen, müssen wir davon ausgehen, dass wir nur von einer fünfzigprozentigen Heilung durch schulmedizinische Maßnahmen sprechen können. Es muss deshalb gerechtfertigt sein, weitere therapeutische Verfahren zu entwickeln, um bessere Therapieergebnisse zu erzielen.

Dass seelische und geistige Aspekte zur Entstehung von Krebserkrankungen beitragen, ist heute immer offensichtlicher. Untersuchungen zeigen, dass diese Aspekte in der Nachfolgetherapie zusätzliche therapeutische Maßnahmen erfordern. Es sei hier nur an die Erfolge der Visualisierungsübungen nach C. O. Simonton, das Selbstregulationstraining nach R. Grossarth-Maticek und andere Therapieverfahren der psychoonkologischen Medizin erinnert.

Das versagende Immunsystem, das aus vielfältigen Gründen es nicht mehr schafft, bösartige Zellen, die fortlaufend im menschlichen Organismus entstehen, zu entdecken und abzutöten, ist eine der Hauptursachen der zunehmenden Krebserkrankungen. ISCADOR® ist ein Medikament, das sowohl immunstimulierend als auch krebszellenhemmend wirkt, wie wir es im Nachfolgenden ausführen werden.

Allein ISCADOR® zu spritzen, ist nach unserer Erfahrung in den allermeisten Krebsfällen jedoch nicht ausreichend. Wir sind der Meinung, dass eine Kombination von Operation, Bestrahlung, Chemotherapie und hormonellen oder antihormonellen Medikamenten gewählt werden muss, um für den individuellen Patient das beste Therapieergebnis bei bestmöglicher Lebensqualität zu erreichen. Eine »Schema-Therapie« ist abzulehnen und wird dem einzelnen Menschen nicht gerecht.

Die schulmedizinische Therapie muss mit einer qualifizierten Misteltherapie kombiniert werden, wie sie in diesem Buch ausgeführt wird. Sie kann ergänzt werden durch andere Medikamente aus der Vielfalt der anthroposophischen Medizin und der Phytotherapie sowie der mineralischen Heilmittel. Hinzukommen muss auch eine seelische Betreuung des Patienten im Sinne psychoonkologischer Verfahren. Auch die künstlerischen Therapien können zum einen dazu beitragen, gezielt therapeutisch zu wirken, und zum anderen die Harmonie der Trias Leib, Seele und Geist wiederherzustellen.

Die Kombination dieser verschiedenen Elemente würden wir als eine menschenwürdige onkologische Therapie bezeichnen. Dieser anthroposophisch erweiterten Onkologie sei die Reihe »ISCADOR® und mehr« gewidmet.

Dr. med. Richard Wagner

2. Anthroposophische Medizin[1] – eine Definition

Die anthroposophische Medizin ist die geisteswissenschaftliche Erweiterung der naturwissenschaftlichen Medizin. Sie stützt sich bei der Beurteilung von Gesundheit, Krankheit und Heilung auf die physischen Gesetzmäßigkeiten, die von den Naturwissenschaften erfasst werden, und berücksichtigt gleichwertig die Gesetzmäßigkeiten von Leben, Seele und Geist in ihren gegenseitigen Abhängigkeiten. Physischer Leib, Lebensorganisation, seelische Empfindungsorganisation und geistige Ich-Organisation sind gemäß der anthroposophischen Menschenkunde die vier Wesensglieder des Menschen.

Wesensglieder des Menschen

Physischer Leib	– unbelebt, stofflich, »mineralisch«
Ätherleib (Bildekräfteleib)	– Grundlage der Lebensorganisation, »pflanzlich«
Astralleib (Seele)	– Grundlage der Empfindungsorganisation und des Gefühlslebens, »tierisch«
Ich-Organisation	– Grundlage des individuell Geistigen, »menschlich«

Den mit den Sinnen direkt wahrnehmbaren physischen Leib haben Mensch, Tier und Pflanze in Bezug auf Stoffe und Gesetze mit der leblosen mineralischen Welt gemeinsam.

---

1 »Anthroposophische Medizin«: Gesellschaft anthroposophischer Ärzte in Deutschland, Roggenstraße 82, 70794 Filderstadt.

Der wesentliche Schritt von der Anorganik des Mineralischen zur Organik aller lebenden Organismen ist das Ergebnis der Wirksamkeit der Lebensorganisation (Ätherleib), die eine Gestaltbildung durch Stoffwechsel, Wachstum, Regeneration und Fortpflanzung möglich werden lässt.

Die Empfindungsorganisation (Astralleib) als Träger von Trieben, Instinkten und gefühlshafter Innerlichkeit, die auch Eigenbewegung möglich werden lässt, haben Mensch und Tier gemeinsam.

Des Menschen Selbstbewusstsein und Selbstbeherrschung, die Möglichkeit, sich als Individualität zu begreifen, die der Welt erkennend und verantwortlich handelnd gegenübersteht, ist in seinem geistigen Wesenskern, dem Ich, begründet. Dieses ist die eigentlich menschliche, weil geistige, Dimension, aus der heraus der Mensch Kultur schafft und lernend seine Biografie durchläuft.

Diese Vierheit bewirkt eine differenzierte funktionelle Gliederung des Menschen und die Grundgesetzlichkeit seines Wesens. Der physische Leib ist durch die natürlichen Sinnesorgane wahrnehmbar, die drei anderen Wesensglieder nicht. Sie können zunächst nur mittelbar an ihren Wirkungen im Bereich der sinnlichen Phänomene erkannt werden. Das Zusammenwirken der Wesensglieder in der menschlichen Leiblichkeit bewirkt eine morphologisch-funktionelle Dreiheit von

– Nerven-Sinnes-System mit seinem Zentrum in der Schädelhöhle, aber funktionell in den ganzen Körper hineinwirkend,
– rhythmischem System mit seinem funktionellen Zentrum in der Brusthöhle sowie dem
– Stoffwechsel-Gliedmaßen-System, das funktionell alle Stoffwechselvorgänge und willkürlichen Bewegungsabläufe zusammenfasst und sein Zentrum in den Stoffwechselorganen der Bauchhöhle und den Gliedmaßen hat.

Dieser leiblichen Dreigliederung entspricht eine seelische Dreigliederung des Menschen:

Nerven-Sinnes-System   – Träger des Denkens
Rhythmisches System   – Träger des Fühlens
Stoffwechsel-Gliedmaßen-System   – Träger des Wollens

Diese dreigliedrige Ordnung wirkt sich im gesamten Organismus in Organsystemen, Organen, Geweben und Zellen sowohl morphologisch als auch funktionell aus und erfährt in jedem Lebensalter eine entsprechende Modifikation. Zwischen den beiden gegensätzlichen Polen Nerven-Sinnes-System und Stoffwechsel-Gliedmaßen-System vermittelt das rhythmische System und schafft Gesundheit im Sinne einer labilen, stets neu zu schaffenden Gleichgewichtslage, die einem harmonischen Zusammenwirken der Wesensglieder entspricht. Die Entgleisungen aus der gesunden Mittellage ergeben die vielfältigen Krankheitserscheinungen.

Diese Auffassung einer leiblich-seelischen Funktionsordnung, welche den ganzen Menschen als beseelt erkennt, ermöglicht eine umfassende Sicht auf physiologische, pathologische und therapeutische Probleme. Das Therapieziel ergibt sich aus der Aufgabe, den notwendigen Ausgleich der ungleichgewichtigen Kräftesituation wiederherzustellen.

Methoden

Die anthroposophische Medizin benutzt naturwissenschaftliche und geisteswissenschaftliche Methoden. Die anthroposophischen Ärzte sind der Ansicht, dass dafür neben einer konventionellen naturwissenschaftlichen Ausbildung eine auf Goethe zurückgehende goetheanistische Methodik zur Erfassung der Lebensprozesse und darüber hinaus eine meditative Fortbildung der Erkenntnisfähigkeit notwendig sind; diese hat

Rudolf Steiner als imaginative, inspirative und intuitive Er-
kenntnisschritte beschrieben. Seine geisteswissenschaftlichen
Forschungsergebnisse werden als Ausgangspunkt für vielfältige
Studien und Forschungsaufgaben der anthroposophischen Medizin angesehen. Die Erfahrungen der Naturheilweisen, Phy-
siotherapie, Phytotherapie, Homöopathie, Psychotherapie und
künstlerischer Therapien finden gemäß dem anthroposophischen Menschenbild dabei eine rationale Begründung. Zum
Krankheitsverständnis und zur Heilmittelfindung ist eine Forschung erforderlich, die sich auf die oben angegebenen Methoden stützt. Für die Überleitung von der Pathologie zur Therapie
ist dabei stets die Frage zu klären, wie die Organisationssysteme
und Wesensglieder bei einem kranken Menschen ineinander
greifen und mit welchem Heilmittel aus den drei Naturreichen
oder durch welche vom Menschen selbst ausgeübte Tätigkeit
eine Heilung des Patienten erzielt werden kann. Die Kenntnis
von der Wesensverwandtschaft des Menschen mit den Naturreichen einerseits und mit den von ihm selbst ausgeübten Tätig-
keiten andererseits ist dafür die notwendige Grundlage.

Für das Krankheitsverständnis der anthroposophischen
Medizin ist es wesentlich, dass die leiblichen Veränderungen
als Ausdruck der Seele und des Geistes verstanden werden, die
sich in ihren Wechselbeziehungen durch Krankheit ebenso of-
fenbaren können wie in den gesunden Äußerungen des Lebens
und der Seele. Die psychiatrischen Krankheiten werden in einer differenzierten Entsprechung der oben genannten Leib-
Seele-Beziehung auch in ihrem leiblichen Zusammenhang gesehen und behandelt. Unter diesen Aspekten werden auch die
therapeutischen Maßnahmen innerhalb der anthroposophischen Medizin getroffen.

Dabei sind besondere Heilverfahren entstanden, wie
a) Arzneimittel nach speziellen pharmazeutischen Herstel-
   lungsverfahren, wie sie auch im Homöopathischen Gesetz-

buch (HAB) festgelegt sind, oder für die Metalltherapie die
Aufschließung der Substanzen durch Pflanzen (vegetabili-
sierte Metalle) oder die Anwendung rhythmischer wie auch
anderer Prozesse bei der Herstellung besonderer Heilpflan-
zenzubereitungen, deren bekanntestes Beispiel die Herstellung von Mistelpräparaten zur Therapie von Tumorerkrankungen ist.

b) Verfahren für äußere Anwendung, wie z.B. Metallsalben,
rhythmische Einreibungen und Massagen oder Öldisper-
sionsbäder.

c) Heileurythmie als eine von Rudolf Steiner begründete Bewegungstherapie sowie die künstlerischen Therapien: Plastisch-therapeutisches Gestalten, Maltherapie, Musiktherapie und Sprachgestaltung als Therapie. Sie alle beziehen den
Patienten zu einer aktiven, engagiert übenden Mitwirkung
in seinen Gesundungsprozess mit ein.

d) Eine auf dem anthroposophischen Menschenbild und
Krankheitsverständnis begründete Psychotherapie, die sich
an der geisteswissenschaftlichen Biografik und an der sich
aus dem Leib zum Geistigen hin bewegenden seelischen
Entwicklung orientiert.

Krankheitsverständnis und Heilmittelerkenntnis nach der an-
throposophisch-medizinischen Methode sind in den Grund-
zügen dargestellt in dem Buch, das Rudolf Steiner in Zusammenarbeit mit Dr. med. Ita Wegman geschrieben hat:
»Grundlegendes für eine Erweiterung der Heilkunst nach geisteswissenschaftlichen Erkenntnissen« (1925, 6. Auflage, Dor-
nach 1984).

Aus dem vorher Gesagten geht hervor, dass es sich bei der anthroposophisch erweiterten Medizin nicht nur um die Misteltherapie handeln kann, sondern dass aus dem erweiterten
Menschenbild und Menschenverständnis auch andere Thera-

pieformen, wie z.B. die künstlerische Therapie, hinzukommen müssen, damit von einer anthroposophisch erweiterten Tumortherapie gesprochen werden kann.

Nur durch die Behandlung des ganzen Menschen als Einheit von Leib, Seele und Geist kann eine Gesundung auch bei einem tumorkranken Patienten erfolgen.

3. Vorwort zu »Fragen und Antworten zur Misteltherapie«

Eine aktuelle Auswertung des Krebsforschungszentrums IARC in Lyon kommt zu dem Ergebnis, dass immer mehr Menschen in Europa an bösartigen Tumoren erkranken. Amerikanische Krebsforscher berichten jedoch, dass in den USA die Krebssterblichkeit sinken würde. Auf den ersten Blick widersprechen sich die neuen Daten. Auf den zweiten Blick zeigen sie, wie schwierig gesicherte Aussagen über die Häufigkeit bösartiger Tumore sind. Wie viele Menschen daran erkranken und sterben, ist aber gesundheitspolitisch brisant, denn diese Zahlen sind die Grundlage für die Debatte um die beste Vorbeugung und die Behandlung von Krebskrankheiten.

Sind nun die Europäer mehr Risikofaktoren ausgesetzt als die Amerikaner oder muss man die Daten anders interpretieren?

Werden die Krebsstatistiken nur in ihren absoluten Fallzahlen verglichen, bleibt unklar, ob die Bevölkerungszahl im Vergleichszeitraum zu- oder abgenommen hat. Steigt nämlich die Einwohnerzahl, gibt es schließlich auch mehr Krebsfälle. Genauso wichtig ist die statistische Abgleichung nach Altersgruppen: In Ländern, in denen die Menschen sehr alt werden und wenig Kinder geboren werden, gibt es ebenfalls mehr Krebs als in Nationen, in denen die Lebenserwartung gering und die Geburtenrate hoch ist.

Eindeutig ist, dass durch verstärkte Programme zur Früherkennung die Zahl der diagnostizierten Tumore ansteigt. So hat 2006 Brustkrebs mit rund 430.000 Neudiagnosen den Lungenkrebs als häufigste Krebsform abgelöst. An zweiter Stelle steht nunmehr Dickdarmkrebs mit 413.000 Neudiagnosen, der ebenfalls durch verstärkte Früherkennung häufiger gefunden wird. Lungenkrebs dagegen, für den es keine spezifische Früherkennung gibt, liegt mit 386.000 Neudiagnosen auf Platz 3.

Diese Rangliste ist jedoch nicht darin begründet, dass Tumore der Brust plötzlich häufiger sind als solche der Lunge. Vielmehr führen in vielen Ländern die Reihenuntersuchungen dazu, dass immer mehr Krebsfälle früh diagnostiziert werden, ohne dass sich dies auf die Sterblichkeit auswirkt. Die Brustkrebsprogramme haben die Häufigkeit von 2004 bis 2006 um 16 Prozent steigen lassen, dabei geht die Ausweitung der Mammografieprogramme jedoch nicht mit weniger Todesfällen einher, im Vergleich zu 2004 sind 2006 sogar mehr Frauen an Brustkrebs gestorben. Dies kann man wiederum damit erklären, dass in Europa die Bevölkerung immer älter wird und sich mit zunehmendem Alter auch die Krebserkrankungen häufen.

Auch die breite diagnostische Anwendung des Prostataspezifischen Antigens (PSA) führt dazu, dass Prostatakrebs mit etwa 346.000 Fällen der häufigste Tumor war, der bei Männern 2006 entdeckt wurde. Die Anzahl der Todesfälle an Prostatakrebs ist seit 1995 um 16 Prozent angestiegen, weil die Männer immer älter werden.

Wie man sieht, ist die aktuelle Datenlage sehr schwer zu interpretieren, sicher ist jedoch, dass die Menschen in Zukunft immer älter werden. Damit wird die Krebskrankheit immer mehr ins Bewusstsein der Allgemeinheit treten und Leid über viele Familien bringen. Gleichzeitig wird diese Krankheit aber auch immense Kosten im Gesundheitswesen verursachen, da die Therapie immer noch teuer ist.

Generell können wir auch heute noch davon ausgehen, dass durch die normalen schulmedizinischen Maßnahmen ungefähr 50 Prozent aller Krebskrankheiten geheilt werden können. Die anderen 50 Prozent müssen aber irgendwann daran sterben. Wenn wir die letzten 20 Jahre betrachten, in denen immense Gelder in die Krebsforschung und Krebstherapie gesteckt worden sind, bin ich skeptisch, ob durch weitere Milliarden eine insgesamt bessere Therapie erreicht werden kann. Natürlich gibt es punktuelle Verbesserungen, aber beim metastasierenden Mammakarzinom hat sich zum Beispiel in den letzten 20 Jahren trotz aller eingesetzten Medikamente kein Monat Lebensverlängerung ergeben.

Es muss deshalb gestattet sein zu überlegen, ob zu der normalen schulmedizinischen Krebstherapie eine andere Therapie hinzutreten muss, die ergänzend oder verstärkend wirkt.

Generell können wir davon ausgehen, dass das Krebsimmunsystem bei dem Patienten, der an einer Krebserkrankung leidet, versagt hat. Wir wissen heute, dass jeder Krebszellen in sich trägt. Täglich werden eine Milliarde Zellen in unserem Organismus abgebaut und auch wieder aufgebaut; so viele Reparaturvorgänge sind tagtäglich notwendig. Einige dieser Ab- und Aufbauvorgänge führen zur Entartung von Zellen, das körpereigene Krebsimmunsystem kann diese veränderten Zellen erkennen und abbauen. Wenn dies geschieht, sind wir gegen eine Krebserkrankung gefeit. Versagt es aber, kommt es an einer Schwachstelle zur Bildung bösartiger Zellen. Durch Operation, Bestrahlung und Chemotherapie wird nun versucht, die Krankheit zu beherrschen. Das zuvor schon gestörte Krebsimmunsystem wird durch diese Therapie jedoch eher noch mehr gestört und kann eventuell verbleibende Tumorzellen genauso wenig angreifen, wie es den ursprünglichen Tumor angreifen konnte.

Deshalb ist es unbedingt notwendig, die übliche schulmedizinische Therapie durch eine Misteltherapie zu ergänzen, die eben diese Lücke schließt und – wie in vielen Studien nachgewiesen ist – zu einer verbesserten Überlebenszeit der Patienten führt.

Seit 90 Jahren, seit den Hinweisen Rudolf Steiners, wird diese Therapie in Europa und in der ganzen Welt durchgeführt. Waren es zunächst nur wenige Ärzte in seinem Umkreis, die im Vertrauen auf ihn damit begannen, so haben wir heute Tausende von Ärzten und Therapeuten, die sie anwenden, und Hunderttausende von Patienten, die sich ihr unterzogen haben.

Diese Therapie ist nicht geschützt, jeder Arzt oder Therapeut kann sie verordnen. Dies kann allerdings auch dazu führen, dass sie ohne das erforderliche Sachwissen und ohne jegliche Kontrolle des Therapieerfolges durchgeführt wird, so dass wir damit nahe an eine Glaubensmedizin kommen.

Es ist daher unabdingbar, die Misteltherapie qualifiziert durchzuführen. Das heißt, dass das Präparat vom entsprechenden Wirtsbaum jeweils für den einzelnen Patienten ausgesucht wird, wobei die Wirkung durch ein Immunmonitoring nachgewiesen werden sollte, das auch darüber bestimmt, wie lange die Therapie insgesamt dauert, wie häufig gespritzt werden muss und wann Pausen eingelegt werden können.

Man kann heute durch Studien, zum Beispiel beim Mammakarzinom, beim Pankreaskarzinom und beim Kolonkarzinom, nachweisen, dass dieser Weg zu einer besseren Überlebenszeit führt und dass auch die Anzahl der Patienten, die eine massive Lebensqualitätsverbesserung erfahren, deutlich steigt.

Es gibt zahlreiche Bücher zur anthroposophischen Medizin, die sich mit der Misteltherapie im Allgemeinen oder im Speziellen zur Behandlung einzelner Karzinome befassen. Im Literaturverzeichnis wird darauf hingewiesen.

Das vorliegende Buch möchte Patienten informieren, die daran denken, eine Misteltherapie zu beginnen, und Ärzten und Therapeuten als Einstieg dienen, sich einen Überblick darüber zu verschaffen. In diesem Sinne kann es ein Kurz-Nachschlagewerk sein, das natürlich nicht die Vertiefung in ausführlichere Darstellungen erspart.

Granges-sur-Vologne, im Februar 2007
Dr. med. Richard Wagner

4. Allgemeine Fragen zur Krebskrankheit

Was zeichnet Krebszellen aus?

Krebszellen verfügen über sechs teuflische Eigenschaften:

1. Zellteilung auch ohne externe Wachstumssignale:
   Die meisten normalen Zellen warten auf externe Befehle, bevor sie sich teilen. Viele Krebszellen stimulieren sich selbst mit imitierten Wachstumssignalen.

2. Wachstum trotz Stoppsignal der Nachbarzellen:
   Der wachsende Tumor bedrängt das Nachbargewebe. Dessen Zellen geben Botenstoffe ab, die eine weitere Vermehrung verhindern sollen. Zellen eines bösartigen Tumors ignorieren diese Signale.

3. Umgehung des Selbstmordprogrammes:
   Häufen sich zu viele DNA-Schäden an, wird in normalen Fällen meist ein Selbstmordprogramm aktiviert. Krebszellen umgehen es, werden nur gelegentlich von Immunzellen zur Selbstzerstörung gezwungen.

4. Stimulation des Blutgefäßwachstums:
   Tumoren benötigen Sauerstoff und Nährstoffe, um größer zu werden. Sie veranlassen nahe gelegene Blutgefäße, neue Verzweigungen zu bilden und in die wachsende Gewebemasse einzusprossen.

5. Gewinn potenzieller Unsterblichkeit:
   Gesunde Zellen können sich höchstens 70 mal teilen. Krebszellen unterlaufen die Systeme, welche die Gesamtzahl der Teilungen begrenzen, und bewahren etwa die sogenannten Telomere an den Enden der Chromosomen auf.

6. Invasion und Bildung von Metastasen:
Ein Tumor wird gewöhnlich erst lebensbedrohlich, wenn er die Mechanismen inaktiviert, die sein Wachstum auf sein Herkunftsgewebe beschränken. Einige abgesiedelte Zellen bilden Tochtergeschwülste, die schließlich auch lebenswichtige Organsysteme beeinträchtigen.

Welche Antworten kann die Misteltherapie auf diese sechs teuflischen Eigenschaften geben?

Die Mistel hat, wie wir in vielen Untersuchungen nachweisen können, eine Antwort auf alle sechs Eigenschaften von Krebszellen:

1. Dadurch, dass die Zellen unter einer Misteltherapie wieder beginnen, sozusagen miteinander zu »reden«, wird die Zellteilung bei Krebszellen wieder auf ein normales Maß zurückgeführt. Die Krebszelle lebt nicht mehr autonom und entfällt dem Gesamtorganismus, sondern versucht sich im Zusammenklang mit den umgebenden Zellen wieder zu integrieren. Wir wissen heute, dass der Weg keine Einbahnstraße von einer normalen Zelle zu einer Krebszelle ist, der unumkehrbar wäre. Vielmehr können auch Krebszellen sich wieder in gesunde Zellen zurückverwandeln.

2. Die Krebszellen nehmen durch die vermehrte Kommunikation wieder Stoppsignale der Nachbarzellen wahr, sodass sie Organgrenzen respektieren.

3. In vielen Untersuchungen ist nachgewiesen, dass die Misteltherapie, hier insbesondere die Lektine, das Selbstmordprogramm der Zellen, die sogenannte Apoptose, anregen und alte oder gealterte Zellen dazu bringen, neuen, vitalen Zellen Platz zu machen.

4. Untersuchungen zeigen zunächst einmal bei Tierversuchen, dass die Stimulation des Blutgefäßwachstums unter einer Misteltherapie blockiert wird und damit Tumorzellen oder Metastasen keinen Anschluss an die Blutversorgung finden.

5. Die Krebszellen verlieren ihre potenzielle Unsterblichkeit, sie kehren in den normalen Zellteilungsrhythmus zurück, ihre Telomere werden verbraucht wie bei normalen Zellen und sie sterben nach einer normalen Lebenszeit ab.

6. In einer Vielzahl von Untersuchungen ist nachgewiesen, dass es unter einer Misteltherapie entweder nicht zu einer Bildung von Metastasen kommt oder diese Metastasierung später eintritt oder aber deutlich verlangsamt wird, sodass insgesamt die Überlebenszeit unter einer Misteltherapie deutlich verlängert werden kann.

Warum habe gerade ich Krebs?

Diese Frage kann pauschal so nicht beantwortet werden. Genetische Faktoren, Lebensstil, Konsum von Zigaretten und Alkohol, Übergewicht, aber auch Faktoren der Psychoneuroimmunologie, des Umgangs mit Gefahrenstoffen und schicksalsmäßige Faktoren, die sich in biografischen Gesetzmäßigkeiten spiegeln, können eine Ursache sein.

Es empfiehlt sich immer, mit dem Patienten diese verschiedenen Faktoren durchzugehen, um vielleicht herauszufinden, welche Ursache diese individuelle Krebskrankheit haben könnte.

Wir haben aber eine Vielzahl von Patienten, bei denen wir durch Untersuchungen oder Gespräche keinen dieser Risikofaktoren finden und auch keine familiäre Vorbelastung erkennen können. Das zeigt, dass es zahlreiche Ursachen für eine Krebserkrankung gibt, die wir heute noch nicht kennen, und dass zum anderen schicksalsmäßige Faktoren eine Rolle spie-

len, die dem normalen Verstehen oder einer Diagnostik ebenfalls nicht zugänglich sind.

Welche genetischen Faktoren sind bei der Entstehung einer Krebskrankheit bekannt?

Vor Jahren gingen wir noch davon aus, dass die Entschlüsse-
lung des menschlichen Genoms dazu führen würde, über die
Ursachen einer Krebskrankheit genau Bescheid zu bekommen. Heute ist das Genom entschlüsselt und wir wissen auch,
dass viele Krebskrankheiten auf den Genen lokalisiert sind.
Weiter sind wir damit aber noch nicht gekommen. Festgestellt
werden kann, dass Gene in verschiedener Form vorliegen, dass
häufig ein Aktivator- und ein Supressor-Gen beteiligt sind, sozusagen wie ein roter und ein grüner Knopf. Wir wissen jedoch nicht, wer nun auf den grünen Knopf drückt und welche
Faktoren dazu führen, sodass wir immer noch nicht wirklich
etwas über die Ursache der Krebskrankheit aussagen können.
Heute ist man der Meinung, dass bestimmte Zellenzyme diese
Gene steuern. Es gibt aber sehr viel mehr Enzyme als Gene. So
wird es noch sehr lange dauern, bis alle diese Enzyme entschlüsselt sind. Wir können dieses Spiel dann weiterspinnen
und uns fragen, was denn wohl diese Enzyme steuert, und
werden uns somit in immer weitere Details verlieren, weil uns
der generelle Schlüssel zur Krebskrankheit immer noch fehlt.

Wir wissen auch nicht, wann eine Krebskrankheit, die auf
den Genen lokalisiert ist, sich entwickelt. So haben wir zum
Beispiel Patientinnen, die in jungen Jahren – beispielsweise mit
35 – ein Mammakarzinom bekamen, während bei der Mutter,
die das familiäre Brustkrebs-Gen vererbt hat, diese Erkrankung erst im Alter von 70 oder 75 Jahren auftrat. Wir können
nichts darüber aussagen, warum es bei der Tochter mit 35, bei
der Mutter jedoch erst mit 70 dazu gekommen ist.

Sollten Gen-Untersuchungen durchgeführt werden?

Es gibt einige Erkrankungen, bei denen wir heute durch eine Gen-Untersuchung feststellen können, ob ein Risiko für eine familiäre Krebserkrankung vorliegt. Beim Brustkrebs zum Beispiel kann man das Brustkrebs-Gen BRCA1 und BRCA2 untersuchen und damit eine Aussage über eine familiäre Brustkrebserkrankung treffen.

Die betroffenen Patientinnen haben dann ein mindestens 70-prozentiges Risiko, im Laufe ihres Lebens daran zu erkranken, gleichzeitig aber auch ein hohes Risiko, ein Ovarialkarzinom oder ein Kolonkarzinom oder ein Pankreaskarzinom zu erleiden.

Neuere Untersuchungen zeigen, dass wohl sechs Gene an der Entstehung von Brustkrebs beteiligt sind. In wenigen Jahren werden wir weitere solche Gene entdecken; das macht eine Genuntersuchung immer zweifelhafter.

Ähnliche Untersuchungen gibt es auch für das Kolonkarzinom und für das Prostatakarzinom, sodass hieraus der gleiche Schluss zu ziehen ist.

Man muss sich immer vor Augen führen, welche Ängste eine solche Untersuchung auslöst. Zum Beispiel die Angst einer 25-jährigen jungen Frau, die nun weiß, dass ihre Mutter das familiäre Brustkrebs-Gen wahrscheinlich vererbt hat, und die nun damit rechnen muss, zwischen 25 und ihrem Lebensende an verschiedenen Krebsarten erkranken zu können. Es ist die Frage, ob allein diese Angst nicht schon krebsauslösend sein kann.

Kinder von Krebspatienten sollte man dazu auffordern, regelmäßig an Krebsvorsorgeuntersuchungen teilzunehmen, die immer noch nicht in der nötigen Häufigkeit wahrgenommen werden. Wir bieten solchen Patienten darüber hinaus einmal jährlich eine Untersuchung des Immunsystems an, um sicher zu stellen, dass das Immunsystem richtig arbeitet und damit die Gefahr sinkt, tatsächlich eine manifeste Krebskrankheit zu bekommen.

Welche Aussagen können über den Lebensstil von Krebspatienten getroffen werden?

Wir wissen heute, dass eine falsche Ernährung, Übergewicht und wenig Sport sowie Rauchen und hoher Alkoholkonsum für mindestens 40 Prozent der Krebskrankheiten verantwortlich gemacht werden müssen.

Das heißt, dass das Aufhören mit dem Rauchen zum Beispiel zu deutlich weniger Karzinomen führt, da jede Zigarette 50.000 DNA-Brüche verursacht, die vom Körper wieder repariert werden müssen, und irgendwann die Reparaturkraft des Körpers erschöpft ist. Zum anderen birgt die Kombination von Zigaretten und Alkohol weitere Gefahren, die sich in der Bildung von Kopf-Hals-Tumoren, Speiseröhrenkrebs und Kolonkarzinomen zeigen.

Übergewicht hat insofern eine Bedeutung, als es zumeist durch eine fettreiche Ernährung verursacht wird. Mit dem Fettkonsum geht aber zum einen eine Aufnahme fettlöslicher Karzinogene einher, die das Risiko verstärken. Zum anderen bildet das Fettgewebe zum Beispiel weibliche Hormone, die ein hormonabhängiges Mammakarzinom in seiner Entstehung deutlich stimulieren können.

Auch zu wenig Sport oder Bewegung führt zu Übergewicht, Hochleistungssport aber wirkt wiederum immunblockierend, während durch einen Ausdauersport wie zum Beispiel das Nordic Walking mehr Immunzellen mit einer besseren Funktion gebildet werden.

**Welchen Stellenwert geben Sie der Psychoneuro-
immunologie in der Entstehung von Krebskrankheiten?**

Die Psychoneuroimmunologie ist ein noch relativ junges
Fachgebiet, das sich mit der Wirkung seelischer Ereignisse und
Belastungen auf das Immunsystem befasst.

Seelische Belastungen können zu einer Verminderung immunologischer Funktionen führen, müssen aber nicht. Deshalb sind noch eine Vielzahl weiterer Untersuchungen notwendig. Schicksalsschläge, die man nicht schnell verarbeiten
kann, wie zum Beispiel den Verlust des Arbeitsplatzes, Mobbing am Arbeitsplatz, Verlust eines Ehepartners oder Schei-
dungen, wie auch andere schwer zu lösende Probleme, sind
allerdings eindeutige Belastungen und beeinträchtigen bei vielen Menschen die Immunfunktionen.

Treten bei unseren Krebspatienten solche Faktoren auf,
werden wir immer hellhörig und verstärken die Misteltherapie,
pie, auch wenn die ursprüngliche Krebskrankheit schon Jahre
zurückliegt. Solche Schicksalsschläge können dazu führen,
dass abgesiedelte Zellen, die vielleicht schlafend sind, wieder
aktiviert werden oder dass zirkulierende Tumorzellen, die bislang von einem funktionierenden Immunsystem unter Kontrolle gehalten wurden, jetzt dieser Kontrolle entgehen.

Die Psychoneuroimmunologie hat auch Verfahren entwickelt, die eine bessere Funktion des gestörten Immunsystems
bewirken, wodurch sich die Prognose der Krebskrankheit
deutlich günstiger darstellt.

**Welchen Stellenwert hat das Schicksal oder das Karma für
das Auftreten von Krebserkrankungen?**

Es gibt verschiedene biografische Gesetzmäßigkeiten, die zu
einer Krebskrankheit führen können. Dazu gehört auch die

Einbeziehung des Gedankens der Reinkarnation, das heißt der wiederholten Erdenleben.

Jeder Mensch hat als Individuum einen langen Entwicklungsweg vor sich, der mit *einem* Erdenleben nicht abgeschlossen ist. Krankheit kann eine Chance zur Weiterentwicklung bedeuten, zur Umkehr, zur Heilung unter bestimmten anderen Vorzeichen, sodass dadurch Entwicklungsprozesse eingeleitet werden. Manche Entwicklungsprozesse können aber in diesem *einen* Leben nicht abgeschlossen werden. Das Erleben und Durchleiden einer Krebserkrankung, die vielleicht mit dem Tode endet, bringt das Individuum auf einen bestimmten Weg, den es ohne diese Erkrankung nicht eingeschlagen hätte.

Es geht also insgesamt um die Frage, was wir aus dieser Krankheit lernen können.

Natürlich bemühen wir uns bei jedem Patienten, die Heilung als Ziel zu erreichen. Dazu ist es notwendig, dass der Kranke sozusagen aus seiner Haut schlüpft, was vielen schwerfällt. Viele Patienten sind kurz nach ihrer Diagnose wohl der Meinung, dass sie in ihrem Leben etwas ändern müssen, und verfolgen diesen Weg zunächst auch sehr gewissenhaft. Befragt man jedoch zum Beispiel Brustkrebspatientinnen nach neun Monaten, so ist bei 90 Prozent alles wieder beim Alten, das normale Leben wird wieder gelebt, die Familienstrukturen sind die gleichen und nichts Neues ist in diesem Leben aufgetreten.

Die Überwindung einer Krebskrankheit bedingt jedoch, dass wir Dinge neu erkennen lernen, uns verwandeln und verändern und zum Beispiel belastende Strukturen in Beruf und Familie abbauen und überwinden. Das ist natürlich der unbequemere Weg, der auch nur von wenigen eingeschlagen werden kann. Diese Patienten haben jedoch die bessere Überlebenschance, wie in vielen Untersuchungen nachgewiesen werden kann.

So paradox es klingen mag: Für manchen Patienten kann die Heilung der Krebskrankheit auch im Tode bestehen, der dieser Individualität die Chance gibt, ihren Entwicklungsweg neu zu formieren und im nächsten Erdenleben fortzusetzen.

Um diese Gedanken nachvollziehen zu können, bedarf es eines Studiums der Anthroposophie; auf die entsprechende Literatur wird im Anhang hingewiesen.

Von welchen Gefahrenstoffen geht eine Krebsgefahr aus?

Heute entstehen jährlich ungefähr 500 neue chemische Stoffe, von denen nur rund 80 auf ihre krebsauslösende Wirkung geprüft werden. Wir müssen also damit rechnen, dass es eine Vielzahl von Gefahrenstoffen gibt, deren Gefährlichkeit noch gar nicht erkannt wurde.

Wissenschaftler weisen vielfach darauf hin, wie solche Gefahrenstoffe wirken. So hat man jetzt zum Beispiel entdeckt, dass der Kunststoff Polycarbonat, der unter anderem in Lebensmittelverpackungen und Baby-Trinkfläschchen enthalten ist, hormonähnlich wirkt. An Labortieren wurde festgestellt, dass sie unter diesem Einfluss eine vergrößere Prostata haben, dass die Spermenproduktion, die Fruchtbarkeit und die Menge des männlichen Geschlechtshormons Testosteron zurückging und dass weibliche Tiere vorzeitig geschlechtsreif wurden. Des Weiteren zeigte sich, dass Polycarbonat die Gehirnentwicklung von Labortieren hemmt und zu Verhaltensänderungen führt. Darüber hinaus sind Leberschäden beschrieben.

Grotesk mutet es deshalb an, dass 2006 die Europäische Union den Grenzwert für diese Chemikalie gelockert hat. Dabei wissen wir, dass 1 kg gewöhnlichen Hausstaubes schon 9.000 mg dieses Stoffes enthalten können. Wie viel davon Krabbelkinder schlucken oder einatmen, weiß niemand genau.

Wir wissen auch nicht, wie die zahlreichen hormonähnlichen Umweltchemikalien – von Weichmachern bis zu Pestiziden – im Organismus zusammenwirken. Es sind auch keine Untersuchungen geplant, um die Risiken dieser Substanzen zu bewerten.

Dies soll nur als Beispiel dafür dienen, wie uferlos die Gefahrenstoffe heute verbreitet sind. Es bleibt also nichts anderes übrig, als zu versuchen, sich möglichst gesund zu ernähren. Dies allein wird uns jedoch vor diesen Gefahrenstoffen nicht schützen, die ubiquitär vertreten sind.

Glauben Sie, dass Strahlen, wie sie zum Beispiel von Handys ausgehen, zu Karzinomen führen?

Vor kurzem wurden Studien bekannt, die in skandinavischen Ländern nachwiesen, dass das Telefonieren mit Handys zu einem bestimmten Gehirnkarzinom führen kann. Diese Studien wurden massiv unter Beschuss genommen, wobei natürlich auch viele wirtschaftliche Interessen dahinter stehen.

Ich glaube nicht, dass die Handy-Strahlung zu einem vermehrten Karzinomwachstum führen wird. Sie kann aber für den einen oder anderen Patienten den letzten Tropfen bedeuten, der die Krebskrankheit auslöst.

Wenn viele Krebskrankheiten durch immunologische Fehlfunktionen, Umweltchemikalien, psychoneuroimmunologische Belastungen und Ernährungsfehler verursacht werden, kann schon die vermehrte Strahlung nicht nur von Handys, sondern auch von mobilen Telefonen oder auch von Richtfunkstationen bei einem vorbelasteten Menschen zu einer Krebskrankheit führen.

Entsprechende Vorsichtsmaßnahmen wie das Vermeiden von schnurlosen Telefonen und nur gezieltem Einsatz von Handys sind deshalb angezeigt.

Ein Forscher hat den Gebrauch von Handys einmal als Form von geistiger Inkontinenz bezeichnet, da nicht konzentriert gesprochen, sondern sozusagen »vor sich hingetröpfelt wird«, das heißt, immer dann noch einmal telefoniert wird, wenn einem gerade etwas eingefallen ist. Eine Konzentration auf das Wesentliche würde den Handy-Konsum schon massiv einschränken. Dass damit gleichzeitig die Sprachentwicklung unserer Kinder gefördert würde, zeigen andere Studien, die vor einer Verarmung der Sprache durch die heutigen SMS-Praktiken warnen.

Wie entwickelt sich Krebs?

Für die naturwissenschaftlich orientierte Medizin lässt sich die Krebserkrankung allein aus den physiologischen und biochemischen Gesetzmäßigkeiten heraus erklären. Deswegen ist auch die gesamte Diagnostik darauf ausgerichtet. Von biochemischen bis zu genetischen Veränderungen der einzelnen Zelle lässt sich so die Entstehung von bösartigen Tumoren genau verfolgen. Als Ursache werden besonders äußere Faktoren verantwortlich gemacht, die zu einer lokalen Zellschädigung führen. Dazu gehören Teerprodukte, Farbstoffe, Chemikalien, Nikotin, Zytostatika, Hormone, bestimmte Strahlen und auch Viren. Nicht beantwortet wird die Frage, warum viele Menschen den gleichen Belastungen ausgesetzt sind, jedoch nicht mit einer Krebskrankheit darauf reagieren, also die Frage nach dem einzelnen Organismus, nach dem Individuum.

Wie kann man sich im Sinne der anthroposophischen Medizin die Entstehung einer Krebskrankheit vorstellen?

Um diese Frage zu beantworten, muss man zunächst einmal die anthroposophische Medizin definieren, die sich auf die naturwissenschaftlichen Methoden und Erkenntnisse stützt, die Schulmedizin dann aber ergänzt und den Menschen in Gesundheit und Krankheit in seiner Gesamtheit nach Leib, Seele und individueller Persönlichkeit berücksichtigt.

Rudolf Steiner hat aus seiner geisteswissenschaftlichen Forschung heraus den Menschen als Individualität beschrieben, die sich in einer viergliedrigen Leibesorganisation zum Ausdruck bringt. Diese Organisation umfasst zum einen den physischen Körper, der aus mineralstofflichen Anteilen besteht und als *physischer Leib* bezeichnet wird. Zum anderen durchzieht diesen physischen Körper der belebende Lebensleib, der dem physischen Leib die Gestalt und Eigenschaften des Lebendigen gibt, nämlich Aufbau, Wachstum, Stoffwechsel, Regeneration, Gestaltung, Abwehrvermögen, Ernährung, Fortpflanzen, Tag-Nacht-Rhythmus usw. und als *Ätherleib* bezeichnet wird. Der *Astralleib* durchdringt und impulsiert den physischen und den Lebensleib und ist zuständig für Gefühle, Begierden, Stimmungen, Muskelspannungen und ist damit Ausdruck des Seelischen. Die *Ich-Organisation* durchdringt sowohl den Astralleib, den Ätherleib und den physischen Leib und bringt eine unverwechselbare Identität zum Ausdruck. Ausdruck dieser Ich-Organisation sind die Denkfähigkeit, die Aufrichtekraft, der Gang, die Haltung und die Sprache.

Die anthroposophisch erweiterte Medizin betrachtet den Krebs nicht als isoliertes Zellgeschehen am Ort des Tumors, sondern als eine Erkrankung, die den ganzen Menschen in seiner leiblichen, seelischen und geistigen Einheit betrifft.

So kann es eine Vielzahl von Störungen im Bereich der oben beschriebenen Wesensglieder geben, durch die eine gewisse

Balance im Organismus nicht mehr gehalten werden kann. Die Wesensglieder haben Beziehungen untereinander, die zu bestimmten Funktionen eines Organs oder eines Organsystems führen.

Bei einer Krebserkrankung fallen die Lebensprozesse aus dem Ätherleib heraus und machen sich selbstständig, sodass sie dann nicht mehr vom Seelisch-Geistigen des Menschen durchdrungen werden. So kann der physische Leib durch äußere Faktoren geschädigt sein, zum anderen kann durch äußere Prozesse der Ätherleib daran gehindert werden, an bestimmten Orten aufbauend tätig zu sein. Auch die gestaltende Kraft des Astralleibes kann durch massive seelische Einflüsse zu einem Ungleichgewicht im Organsystem führen – hier haben wir die Verbindung zur Psychoneuroimmunologie.

Man muss lernen, den menschlichen Organismus mit diesen vier Wesensgliedern zu erfassen, und dann Kriterien erarbeiten, inwieweit sie bei einer Tumorerkrankung gestört sein können. Die Einbeziehung dieses Gedankens ist nicht ganz einfach. Es bedarf der Grundkenntnisse der anthroposophisch erweiterten Medizin, um zu entsprechenden Ergebnissen zu gelangen.

Der Krebs als »Sinnesorgan an falscher Stelle«

Diesen Hinweis von Rudolf Steiner haben wir lange Zeit nicht richtig verstanden, weil nicht klar war, was den Krebs als Sinnesorgan prädestinieren könnte.

Heute ist eine Vielzahl von Einzelfaktoren bekannt, nicht zuletzt durch die Forschungsergebnisse bezüglich der sogenannten paraneoplastischen Syndrome. Diese Krankheitserscheinungen werden durch den Tumor ausgelöst. Beschrieben sind zum Beispiel Stoffwechselveränderungen im Sinne einer Cholesterinerhöhung, Schmerzen im Bereich des gesamten Organismus, juckende Ekzeme über den ganzen Körper bis hin zu einer völligen Steifheit des gesamten Menschen. Über 1200 solcher paraneoplastischer Syndrome sind heute aufgelistet.

Sie zeigen, wie vielfältig ein Tumor mit dem gesamten Organismus verbunden ist, sodass er es vermag, in den Stoffwechsel einzugreifen und zum Beispiel die Cholesterinerhöhung zu bewirken oder aber die Haut des Menschen, die ja mit seinem eigentlichen Ursprung nichts zu tun hat, so zu verändern, dass juckende Ekzeme entstehen. Auch die Gesamtveränderung des muskulären Systems, die zu einer Steifheit des Patienten führt, ist ein Ausdruck dafür, dass ein Tumor nicht isoliert ist, sondern seine Auswirkungen durch Botenstoffe auf den gesamten Organismus haben kann.

Wir wissen heute auch durch Untersuchungen, dass ein Tumor über eine hohe Intelligenz verfügt. So kann zum Beispiel ein Kolonkarzinom Faktoren und Botenstoffe wie die sogenannten Fibronektine in Richtung Leber aussenden, die dort das Andocken von Tumorzellen im Sinne einer Metastasierung ermöglichen. Der Tumor ist also so intelligent, dass er gleichsam »vorausschauend« Begleitumstände einleitet, die dazu führen, dass er sich im Organismus weiter ausbreiten kann.

Das Ganze zeigt uns, dass wir es beim Krebs tatsächlich mit einem Sinnesorgan zu tun haben, das sowohl Signale vom Organismus aufnimmt als auch solche abgibt und wie ein normales Sinnesorgan – natürlich hier tatsächlich an falscher Stelle – arbeitet und aktiv wird.

Welchen Stellenwert hat die Hormonersatztherapie bei der Entstehung von Karzinomen?

Die Zahl der Brustkrebsfälle ist in den USA im Jahre 2003 innerhalb weniger Monate ungewöhnlich stark gefallen, ein Effekt, der wahrscheinlich auf einen drastischen Rückgang von Hormonersatztherapien in den Wechseljahren zurückzuführen ist. Viele Frauen über 50 haben damit aufgehört, nachdem im Sommer 2002 durch eine groß angelegte Studie ein erhöhtes Brustkrebs- und Herzinfarktrisiko bekannt wurde. In genau dieser Altersgruppe betrug der Rückgang der Brustkrebsfälle zwischen den Jahren 2002 und 2003 bis zu 12 Prozent.

An der von den US-Gesundheitsinstituten mitinitierten WHI-Studie (Woman's Health Initiative) hatten 16.000 Frauen mit einem Durchschnittsalter von 63 Jahren teilgenommen. Sie musste nach fünf Jahren abgebrochen werden, weil unter den 8000 Frauen, die Hormone bekamen, mehr Brustkrebs, mehr Herzinfarkte, mehr Schlaganfälle und mehr Thrombosen auftraten als bei jenen 8000, die keine Hormone nahmen. Die Deutsche Gesellschaft für Gynäkologie und Geburtshilfe empfiehlt daher allen Frauen, Nutzen und Risiko einer Hormonersatztherapie in den Wechseljahren sorgfältig abzuwägen und nur in dringenden Fällen Hormone einzunehmen.

Da der Brustkrebs eine sehr häufige Erkrankung ist und 50 Prozent der Frauen einen hormonabhängigen Brustkrebs haben, würde man gleichsam Öl ins Feuer gießen, wenn im Klimakterium Hormone eingenommen werden. Im Grunde ist das Klimakterium sogar eine Gnade, da die körpereigene Hormonproduktion massiv reduziert wird und damit vorhandene Krebszellen nicht weiter stimuliert werden.

Viele Krebspatientinnen würden rund fünf Jahre länger leben, wenn sie im Klimakterium keine Hormonersatztherapie bekommen hätten, da ihr Krebs sehr viel später auftreten würde. Wir raten deshalb von der Einnahme ab. Ausnahmen sind nur Patientinnen, die massivst unter den Folgen des Hormonmangels leiden und deshalb einer entsprechenden Therapie bedürfen. Sie müssen dann aber sehr genau überwacht werden.

Was sind Präkanzerosen?

Präkanzerosen sind Krebsvorstufen, die schulmedizinisch definiert sind und zum Beispiel Veränderungen am Gebärmutterhals oder an der Haut, insbesondere im Gesicht oder an der Mundschleimhaut, darstellen. Solche Veränderungen zeigen immer an, dass das Krebsimmunsystem es nicht schafft, diese Entartungstendenz an einer bestimmten Stelle zu stoppen. Bei allen Patienten, die eine solche Präkanzerose zeigen, führen wir ein Immunprogramm durch, indem wir nach der Anzahl der Immunzellen gegen Krebs (Interleukin 2-Rezeptor) und nach der Immunfunktion (EFT-Wert) suchen. Sollten sich hier Störungen ergeben, empfehlen wir eine Misteltherapie, um zu verhindern, dass manifeste Karzinome entstehen.

Nicht definierte Präkanzerosen sind Erscheinungen, von denen wir wissen, dass sie ungünstig für die Entwicklung einer Krebskrankheit sein können. Dazu gehört zum Beispiel eine Temperaturstarre, das heißt die Aufhebung der normalen Temperaturregulation. Diese Patienten sind immer gesund und leiden nie an einer fieberhaften Erkrankung, was auf eine Immundysbalance schließen lässt mit Bevorzugung der bakteriellen und Virus-Abwehrkraft, aber einer Reduktion der Tumor-Abwehrkraft. Auch bei Patienten, die im Seelischen massive Belastungen erleiden oder eine seelische Starre haben, die über ein Ungleichgewicht im Bereich der vier Wesensglieder zu einer Krebskrankheit führen können, schlagen wir ein immunologisches Untersuchungsprogramm vor, um Gefahren rechtzeitig zu erkennen. Bei diesen würden wir jedoch nicht gleich eine Misteltherapie einleiten, da wir der Meinung sind, dass diese nicht lebenslang, sondern nur für eine bestimmte Zeit durch die Bildung bestimmter Blockadestoffe gegen die Mistelinhaltsstoffe wirkt. Wir würden deshalb versuchen, durch psychologische Verfahren und Medikamente zur Immunstimulation wie Eleu-Kokk® und Padma 28® einen besseren Immunstatus zu erreichen, empfehlen aber ein regelmäßiges Immunmonitoring. Eine Misteltherapie würden wir erst beginnen, wenn andere Maßnahmen nicht den gewünschten Erfolg zeigen.

Soll eine Misteltherapie präventiv durchgeführt werden?

Diese Frage stellt sich zum Beispiel, wenn ein Brustkrebs-Gen bei einer Patientin nachgewiesen ist und sie nun um ihre Töchter Angst hat.

Wie weiter oben dargelegt, würden wir in einem solchen Fall keine Misteltherapie empfehlen, sondern die Angehörigen dazu auffordern, an regelmäßigen Krebsvorsorgeuntersuchungen teilzunehmen, eventuell ein Immununtersuchungsprogramm durchzuführen und auf Ernährung, Übergewicht und sportliche Aktivität zu achten. Da ein Brustkrebs bei einem positiven Brustkrebs-Gen im Alter zwischen 20 und 80 auftreten kann, ist hier eher eine intensive psychologische Betreuung angezeigt. Wichtig ist auch der Hinweis, dass oft nicht der Krebs als solcher vererbt wird, sondern nur die Krebsveranlagung.

So erinnern wir uns an eine Patientin, deren Mutter an Darmkrebs und deren Schwester an Brustkrebs verstorben war, die dann aber selbst an Bauchspeicheldrüsenkrebs starb und gar nicht an den familiären Erkrankungen. Hier wäre es sehr viel besser gewesen, statt häufiger Mammografien und Darmspiegelungen ein Immunprogramm durchzuführen, das aufgezeigt hätte, dass das Krebsimmunsystem deutlich gestört war und an einer nicht weiter zu definierenden Schwachstelle dann Krebs entstehen konnte.

Nimmt Krebs tatsächlich zu?

Wir haben eine deutliche Zunahme der Krebsfälle zu verzeichnen, auch wenn es uns heute gelingt, sie in einem früheren Stadium zu erkennen und damit der Behandlung zuzuführen. Deshalb steigt nicht bei allen Krebsarten die Sterblichkeit, aber durch die Vorsorgeprogramme nehmen die Zahlen drastisch zu.

Das hat zur Folge, dass immer mehr Patienten mit diesen Krankheiten behandelt werden müssen und auch darüber entschieden werden muss, welcher Tumor einer aggressiven Therapie bedarf.

Zu viele Patienten werden sehr aggressiv behandelt, obwohl ihre Tumorerkrankung in einem günstigen Stadium ist. Beim Mammakarzinom zum Beispiel reduzieren eine Bestrahlung und Chemotherapie und eine antihormonelle Therapie das Wiedererkrankungsrisiko um ca. 15 Prozent, machen die Patientin also nicht gesund, wie man über lange Jahre geglaubt hatte.

Deshalb muss immer individuell geprüft werden, inwieweit eine Chemotherapie oder antihormonelle Therapie oder eine Bestrahlungstherapie einem einzelnen Patienten tatsächlich helfen kann. Die Erstellung weiterer Prognosekriterien hierfür ist unbedingt wichtig.

Wird die Krebskrankheit aggressiver?

Diese Frage müssen wir eindeutig bejahen. Wir sehen immer jüngere Patienten mit aggressiven Tumoren, aber auch ältere Menschen mit hochaggressiven Tumoren, wie man sie in diesem Lebensalter nicht vermutet hätte.

Hackethal hatte vor 20 Jahren das Prostatakarzinom beim Mann noch als einen »Haustierkrebs« bezeichnet, den man

zwar in einem bestimmten Lebensalter habe, an dem man aber
nicht sterben würde. Diese Einschätzung kann heute nicht
mehr so geteilt werden, da sich zum Beispiel die Aggressivität
des Prostatakarzinoms deutlich geändert hat und wir hochag-
gressive Karzinome auch in einem Lebensalter zwischen 70 und
80 sehen, die innerhalb von zwei bis fünf Jahren zum Tode des
Patienten führten, wenn man sie nur überwachen, aber nicht behandeln würde. Deshalb muss die Frage gestellt werden, wie
lang wohl die normale Lebenserwartung dieses Patienten sein
könnte und ob er nicht doch einer aggressiven Therapie bedarf.

Auch beim Brustkrebs sehen wir heute schon Patientinnen
unter 25. Bei ihnen muss ebenfalls sorgfältig abgewogen werden, welche schulmedizinischen Maßnahmen durchgeführt
werden sollen, denn wir wissen, dass nach 10 bis 15 Jahren ein
Zweitkarzinom auftreten kann, weil die aggressive Therapie
des Erstkarzinoms eine Schädigung des Erbgutes verursacht
hat. So ist zum Beispiel nach der Chemotherapie und Bestrahlung eines Hodgkin-Lymphoms nach 10 bis 15 Jahren in 10
Prozent ein Mammakarzinom zu erwarten.

Wir müssen deshalb abschätzen, welche Fernwirkungen die
schulmedizinische Therapie hat und ob den zu erwartenden
Schädigungen, wie zum Beispiel der DNA, nicht durch eine
Misteltherapie begegnet werden kann.

Welchen Stellenwert hat das Alter für die Entstehung einer Krebskrankheit?

Wie bereits ausgeführt, nimmt die Häufigkeit der Krebskrankheit zu, weil die Gesellschaft insgesamt älter wird. Deshalb
sollten auch im Alter die notwendigen Krebsvorsorgeuntersuchungen noch wahrgenommen werden.

Viele Frauen schieben ihre Besuche beim Frauenarzt aber
hinaus oder gehen gar nicht mehr hin, sobald die Empfängnis-

verhütung abgeschlossen und das Klimakterium eingetreten ist. Genau in diesem Lebensalter entstehen aber viele Mammakarzinomerkrankungen, sodass die Patientinnen zu spät einer entsprechenden Therapie zugeführt werden.

Auch bei den Männern muss in einem Lebensalter von 70 Jahren noch eine Krebsvorsorgeuntersuchung durchgeführt werden, da sich das normale Lebensalter individuell sehr verlängert und sich gleichzeitig die Aggressivität der Karzinome verschärft hat, sodass auch sie noch von einer Vorsorge profitieren würden.

Welche Vorsorge kann gegen Krebserkrankungen getroffen werden?

Insgesamt können wir sagen, dass ein Ausdauersport wie Nordic Walking, eine gesunde Ernährung, die fleischreduziert, zuckerreduziert, alkoholreduziert und fettreduziert sein sollte, im Zusammenhang mit einer vernünftigen Lebensführung die beste Prophylaxe gegen eine Tumorerkrankung darstellt.

Weiterhin sollte darauf geachtet werden, dass fieberhafte Erkrankungen auskuriert und – falls dies vertretbar ist – nicht durch Antibiotika und fiebersenkende Mittel verdrängt werden. Wir wissen heute, dass fieberhafte Erkrankungen bei Krebspatienten seltener auftreten. Häufige entzündliche Erkrankungen aber zeigen – so paradox das auch klingen mag –, dass das Immunsystem insgesamt in der Balance ist. Immer gesund zu sein ist krank – so müsste man es eigentlich formulieren, denn eine verstärkte Abwehr gegen bakterielle und virale Erkrankungen hat oft eine Dysbalance des Immunsystems zur Folge, wobei die tumorabwehrende Seite zu wenig stark ausgeprägt ist.

Weiterhin muss empfohlen werden, an den Vorsorgeuntersuchungen teilzunehmen. Pauschal gesagt tun dies 50 Prozent aller Frauen, aber nur 8 bis 10 Prozent aller Männer. Hier muss noch vermehrt Aufklärungsarbeit geleistet werden.

Persönlich würde ich dazu raten, einmal jährlich eine Vorsorgeuntersuchung bezüglich des Immunsystems machen zu lassen, wobei darauf zu achten ist, dass genügend Immunzellen gegen Krebs vorhanden sind (Interleukin 2-Rezeptor) und dass diese auch wirklich funktionieren (EFT-Test). Wenn diese beiden Immunvorsorgeuntersuchungen im Normbereich sind, besteht wenig Gefahr, eine Krebserkrankung zu erleiden.

5. Geschichte der Misteltherapie

Ist die Mistel ein altes Krebsheilmittel?

Die Mistel, die schon die Römer als heilige Pflanze betrachteten, wird seit dem Mittelalter therapeutisch genutzt, jedoch erst durch Rudolf Steiner in der Krebsmedizin. Vorher war sie ein Heilmittel beispielsweise gegen den Schlaganfall oder die Epilepsie mit ihren erschreckenden Begleitumständen, eine für die damalige Zeit rätselhafte Erkrankung. Auch diente sie als Aufbaumedikament und zur sogenannten Blutreinigung. Heute davon übrig geblieben ist die Mistel in Form von Teezubereitungen, die eine milde antihypertensive Wirkung entfalten, und zur oralen Anwendung in Tablettenform zur Behandlung des Bluthochdruckes. Hier hat sie jedoch nur eine milde Wirkung, ein richtiger Hypertonus kann durch diese Medikamente nicht behandelt werden.

Seit wann wird die Mistel als Krebsheilmittel eingesetzt?

Um 1904 gab Rudolf Steiner in einem Vortrag die ersten Hinweise auf die Mistel als eine besondere Pflanze und als Heilmittel. 1917, also vor 90 Jahren, empfahl er dann erstmals der in Zürich praktizierenden Ärztin Ita Wegman die Injektion von Extrakten aus der Mistelpflanze zur Behandlung der Krebskrankheit.

Ita Wegman nahm die Empfehlung auf und entwickelte zusammen mit einem Apotheker das erste Mistelpräparat (ISCAR), mit dem sie dann überraschende Erfolge bei Krebspatienten hatte. Rudolf Steiner gab bis zu seinem Tode weitere Empfehlungen zur Mistel als Heilpflanze, zur Krebskrankheit und zur therapeutischen Anwendung. Diese umfassenden Empfehlungen werden heute immer noch ausgearbeitet.

Gibt es Unterschiede bei den verschiedenen Mistelpräparaten?

Es gibt große Unterschiede, da sich die Hersteller von Mistelpräparaten nicht auf ein bestimmtes Verfahren einigen konnten. Wir wissen heute, dass die Mistel insgesamt über 1000 verschiedene Einzelsubstanzen enthält, die durch bestimmte Extraktionsverfahren in die Ampullen gelangen. Je nach Herstellungsart sind die Inhaltsstoffe in unterschiedlicher Konzentration in den einzelnen Präparaten vorhanden. So bieten beispielsweise drei Hersteller Eichenmistelpräparate an, die sich völlig voneinander unterscheiden.

Die anthroposophischen Mistelpräparate machen einen Maschinenprozess durch, der von Rudolf Steiner angegeben wurde. Bei der Herstellung nicht-anthroposophischer Mistelpräparate wird dieser Prozess nicht angewendet, auch wird die zweizeitige Ernte der Mistel im Sommer und im Winter nicht berücksichtigt.

Welchen Stellenwert hat der sogenannte Maschinenprozess?

Nach konkreten Angaben von Rudolf Steiner soll die Mistel den Erdenkräften entzogen und der Winter- und der Sommersaft in einer Maschine gemischt werden.

Die Mischung dieser beiden Säfte ist sehr sinnvoll, da die Viscotoxine und die Mistellektine, beides wichtige Bestandteile der Mistelsubstanz, zu unterschiedlichen Jahreszeiten ihren

Höhepunkt haben und ihre Mischung das optimale Ergebnis darstellt.

In einem speziellen Maschinenprozess werden die Säfte durch eine sehr hohe Umdrehungsgeschwindigkeit dem Erdenzusammenhang entrissen, wobei ein besonderer Aggregatzustand entsteht, der bedeutsam für das Präparat ist.

Untersuchungen zeigen, dass sich die Substanz während dieses Mischprozesses deutlich verändert, wie an Keimversuchen zum Beispiel bei bestimmten Pflanzen nach der Mischung festzustellen ist.

Da die Angaben Rudolf Steiners vieldeutig waren und man sich auch nicht auf eine Methode einigen konnte, gibt es verschiedene Mischungsprozesse. Das hat zur Folge, dass den Ärzten heute eine therapeutische Vielfalt zur Verfügung steht.

Gibt es Forschungsinstitute, die sich mit der Weiterentwicklung der Mistelpräparate beschäftigen?

Es gibt den »Verein für Krebsforschung« mit Sitz in Arlesheim/Schweiz, der 1935 von der Ärztin Ita Wegman und Mitarbeitern gegründet wurde und seitdem an der Weiterentwicklung von Mistelpräparaten arbeitet. Dem Verein gehören heute die Lukas-Klinik in Arlesheim an sowie das 1949 gegründete Institut Hiscia, in dem die ISCADOR®-Präparate hergestellt werden.

Bezüglich der Forschung liegt der Hauptaspekt auf folgenden Punkten:

1. Botanische Besonderheiten und Kultivierung der Mistelpflanze
2. Verarbeitung der Mistel zu einem Injektionspräparat mittels geeigneter Extraktionsverfahren

3. Analytische Erfassung von Mistelsubstanzen in der Pflanze und in den Extrakten
4. Bedeutung von Inhaltsstoffen bezüglich der Wirkung anhand von Laborversuchen
5. Klinische Wirksamkeit der Krebstherapie mit den verschiedenen ISCADOR®-Präparaten

Der Schweizer »Verein für Krebsforschung« hat einen deutschen Schwesterverein mit Sitz in Stuttgart, der bestrebt ist, Ärzte in der Ausbildung für die Misteltherapie zu schulen.

Weiterhin gibt es das »Institut für klinische Forschung« in Berlin, das als Brückenbildner zwischen der komplementären und der klassisch-naturwissenschaftlichen Medizin dient und den wissenschaftlichen Austausch auf diesen Gebieten fördern soll. Das Institut hat zwei Arbeitsschwerpunkte:

1. Planung, Koordinierung und Auswertung von Studien mit dem Mistelpräparat ISCADOR® bei Krebs, Präkanzerosen und nicht-onkologischen Indikationen
2. Klinische Entwicklung eines standardisierten Cannabis-Präparates im Bereich der palliativen Krebsbehandlung bei Schmerzen, Schlaflosigkeit und Appetitlosigkeit sowie zur Linderung von schmerzhaften Spasmen bei multipler Sklerose

Weiterhin soll das Institut Innovationen in diesem Bereich anstoßen.

Gibt es Kliniken, die sich mit der Misteltherapie beschäftigen?

Es gibt eine ganze Reihe von Kliniken in Deutschland und im Ausland, die die Misteltherapie als wichtige Säule ihrer Krebstherapie sehen. In der Schweiz sind dies die Lukas-Klinik, die

Ita Wegman-Klinik und das Paracelsus-Spital. In Deutschland die Filderklinik bei Stuttgart, das Gemeinschaftskrankenhaus Herdecke, das Gemeinschaftskrankenhaus Havelhöhe in Berlin und das Paracelsus-Krankenhaus in Bad Liebenzell sowie die Klinik Öschelbronn. Die entsprechenden Klinikadressen finden sich im Anhang, ebenfalls Sanatorien in Deutschland und im Ausland.

Brauchen Ärzte und Therapeuten eine Ausbildung für die Misteltherapie?

Es wäre wünschenswert, wenn alle am therapeutischen Prozess Beteiligten eine Schulung zur Durchführung der Misteltherapie erhielten. Grundsätzlich kann jeder Arzt und jeder Therapeut sie beim Patienten anwenden. Es sind jedoch bestimmte Grundkenntnisse zum Einsatz der verschiedenen Wirtsbäume, zur Stärke der Therapie und zum Einsatz der Spezialpräparate notwendig, auch für das entsprechende Monitoring sollten gewisse Kenntnisse vorhanden sein.

Der »Verein für Krebsforschung« bietet Seminare und Vorträge zu verschiedenen Themen aus der Misteltherapie und zu bestimmten Karzinomen, wie zum Beispiel dem Mammakarzinom und dem Prostatakarzinom, an.

Insgesamt lässt sich feststellen, dass die Misteltherapie zunehmend Verbreitung findet und immer mehr Patienten davon profitieren können.

Ist die Versorgung mit Mistelpräparaten für die nächsten Jahre gesichert?

Wir können davon ausgehen, dass es eine große Anzahl misteltragender Bäume gibt. Es sind mindestens 60 Wirtsbäume bekannt, auf denen die Mistel wächst, zehn davon werden therapeutisch genutzt.

Bestimmte Wirtsbäume unterliegen jedoch zum Beispiel Pilzerkrankungen wie die Ulme in Deutschland und in der Schweiz, sodass die Ulmenmistel kultiviert werden muss; dies gilt zum Teil auch für die Eichenmistel.

Der »Verein für Krebsforschung« in Arlesheim mit seinem Institut Hiscia kultiviert die Mistelpflanze und sorgt so dafür, dass auch in Zukunft eine ausreichende Anzahl an Mistelpflanzen und damit Mistelextrakte für die verschiedenen Karzinomarten zur Verfügung stehen werden.

Welchen Ausblick in die Zukunft kann man tun?

Wünschenswert wäre, mehr Geld für die weitere Erforschung der Mistelpräparate zu haben. Wenn von über 60 Wirtsbäumen nur zehn genutzt werden, ist anzunehmen, dass auch in den ungenutzten Bäumen ein ungeheurer therapeutischer Schatz schlummert, zumal der Wirtsbaum über die Mischung der Inhaltsstoffe bestimmt. So gibt es mit Sicherheit noch ein unerschöpfliches Reservoir an neuen Substanzen, vielleicht auch neuen Inhaltsstoffen, die aber bislang noch nicht gefunden werden konnten.

Es bedarf einer großen Anstrengung, diese Inhaltsstoffe zu identifizieren, zu klassifizieren und in einem Präparat nutzbar zu machen.

Das Institut Hiscia mit der damit verbundenen Lukas-Klinik bemüht sich ständig, Versuchspräparate herzustellen, die jeweils verschiedene Faktoren und Inhaltsstoffe der Mistelpflanze betonen, sodass mit einer Weiterentwicklung des Präparates ISCADOR® gerechnet werden kann.

Der »Verein für Krebsforschung« in Stuttgart versucht die Ausbildung der Ärzte bezüglich der Misteltherapie immer weiter zu verbessern, sodass wir auch hier in Zukunft damit rechnen können, dass die Misteltherapie qualifiziert durchgeführt wird und sich damit die Ergebnisse deutlich verbessern werden

6. Die Mistel als Arzneipflanze – Fragen zur Herstellung

Was zeichnet die Mistel als Blütenpflanze aus?

Misteln sind besondere Blütenpflanzen, die nicht auf der Erde wurzeln, sondern im Holz anderer Pflanzen. Es gibt rund 1500 Mistelarten auf der Erde, doch lediglich die weißbeerige Mistel (Viscum album) wird in der anthroposophischen Krebstherapie eingesetzt. Der Name geht auf die weißen Früchte zurück, die im Winter einen Gegensatz bilden zu den grünen Blättern, die trotz Schnee und Kälte nicht abfallen.

Die weißbeerige Mistel gliedert sich wiederum in botanische Unterarten, die auf unterschiedlichen Wirtsbäumen vorkommen. So wächst die *Laubholzmistel* auf Apfelbaum, Pappel, Ahorn, Birke und vielen anderen Laubbäumen, aber auch auf Flieder, Rose und anderen Sträuchern. Die *Kiefernmistel* und die *Tannenmistel* wurzeln auf den entsprechenden Wirtsbäumen und verdanken ihren Namen den beiden Nadelbaumarten, auf denen sie wachsen.

In welchen Gebieten und Ländern trifft man auf Misteln?

Die weißbeerige Mistel ist in weiten Teilen Europas heimisch. Wichtig sind entsprechende Licht-, Wärme- und Wasserverhältnisse und bestimmte Bodenbedingungen. Die größte Besiedelungsdichte finden wir in Frankreich, vor allem in Südfrankreich, aber auch zum Beispiel in der Gegend um Straßburg. Die natürliche Verbreitung der Misteln geschieht durch bestimmte Vogelarten, die Mistelfrüchte bevorzugen, vor allem, weil diese auch im Winter zur Verfügung stehen. Es handelt sich um die Misteldrossel, die Mönchsgrasmücke und den Seidenschwanz. Diese Vögel leisten einen wichtigen Beitrag zur Verbreitung, da sie zum einen schon nach einigen Minuten die unverdauten Fruchthäute sowie die von Schleim und Leim umhüllten Kerne wieder ausscheiden und diese klebrigen Klumpen zu einem kleinen Teil auf einem Wirtsbaumzweig liegen bleiben, wo sie haften und im nächsten Frühjahr junge Mistelkeime austreiben. Zum anderen fressen die Vögel die Beeren nur ohne Kern, den sie auf dem Ast, auf dem sie sitzen, abstreifen, sodass die Mistel auf diese Art ebenfalls austreiben kann.

Wie kann man sich die Mistelkultivierung vorstellen?

Eine sehr seltene Mistel ist die Eichenmistel. Schon die Kelten haben sie als heilige Pflanze geschätzt. Sie ist als Heilpflanze besonders auf Frankreich beschränkt. Ihre Kultivierung stützt sich auf die Besonderheit, dass die natürliche Disposition durch geeignete Kulturmaßnahmen auf die Nachkommen übertragen werden kann. Wichtige Anfangserfolge werden durch das Pfropfen mistelempfänglicher Edelreiser auf gewöhnliche Eichen erzielt.

Zudem werden Eicheln ausgesät, die von misteltragenden Bäumen stammen, und mistelempfängliche Exemplare gezielt selektioniert. Wenn die jungen Bäume nach etwa fünf Jahren groß genug sind, werden am Stamm oder auf Seitenzweigen geeignete Mistelkerne angebracht. Daraus können sich dann innerhalb von zwei bis drei Jahren kleine Mistelpflänzchen entwickeln; bevor jedoch eine Ernte eingeleitet werden kann, vergehen mindestens zehn Jahre.

Seit 30 Jahren werden die Eichenmisteln im Institut Hiscia gezüchtet. Damit wird in Zukunft die Versorgung mit eigenen Misteln ausreichend gewährleistet sein.

Kultiviert wird auch die Ulme, die leicht vermehrt werden kann, aber auch sehr anfällig für Pilzerkrankungen ist.

Welche Eigenschaften hat der Mistelsenker?

Der Mistelsenker ist sozusagen die Wurzel der Mistel, mit der sie in den Zweig und Ast des Wirtsbaumes eindringt.

Wenn die Mistel im April zu keimen beginnt, treibt aus dem Kern ein Keimstängel, der sich beim Kontakt mit der Rinde des Wirtsbaumes zu einer Haftscheibe weitet. Von dort dringt neues Gewebe keilförmig durch die Rinde in das Innere des Zweiges vor und bildet den haustorialen Stamm. Ende Juni trifft die teilungsfähige Spitze auf das Kambium, eine dünne teilungsaktive Zone, die als lebendige Grenzschicht zwischen Rinde und Holz den gesamten Baum durchzieht.

Die Mistel muss nun dem Wirtsbaum ihre eigene Wachstumszone anpassen. Sie bildet den Senker aus, der immer weiter den Anschluss an die Ernährungsströme des Wirtsbaumes sucht. Ähnlich wie die Pflanzenwurzel ins Innere der Erde dringt die Mistel ins Innere des Wirtszweiges vor. Im Wirtsholz werden die neu gebildeten Wasserleitgefäße auf den Mistelsenker hin orientiert. In dessen Gewebe bilden sich ebenfalls Leitbahnen und leiten die vom Wirtsbaum einströmenden Säfte in den Mistelspross weiter. Der Baum versorgt die Mistel dabei nicht nur mit Wasser und den darin gelösten Mineralien, sondern auch mit organischen Substanzen wie Zucker und Aminosäuren. Die Inhaltsstoffe sind damit wirtsspezifisch.

Wie kann man sich das weitere Wachstum der Mistel vorstellen?

Wenn die Mistel erst einmal Anschluss an die Wasserbahnen des Wirtes gefunden hat, entfalten sich im Frühjahr die ersten kleinen Blätter, wobei sie sich sehr langsam entwickelt. Sie trägt nur ein einziges Blattpaar und erscheint deshalb keimhaft. Anders als gewöhnliche Laubblätter sind Mistelblätter morphologisch an Ober- und Unterseite gleich gebaut. Sie überwintern in einem eher undifferenzierten Zustand und wachsen im folgenden Frühjahr noch einmal in der Länge, der Breite und der Dicke. Im Spätsommer des zweiten Jahres fallen sie dann überraschend grün und saftig ab, also wiederum völlig anders als in der normalen Vegetation üblich.

Wie sehen die Mistelblüten und -beeren aus?

Die Mistel ist eine zweihäusige Pflanze, das heißt männliche und weibliche Blüten finden sich auf verschiedenen Mistelbüschen. Die Bestäubung übernehmen im Februar und März winteraktive Insekten wie Ameisen und Fliegen; sie werden vom Duft der Mistelblüten angelockt. Im April beginnt dann die Entwicklung der Mistelfrucht, wobei zunächst im Kern Nährgewebe angereichert wird, bevor im Juli die Organe der Embryonen Gestalt annehmen. Ende September sind die Mistelembryonen lebensfähig, die Mistelbeere als Ganzes reift dann im November, wobei Fruchthaut und Fruchtfleisch ihre grüne Farbe verlieren und die Beere weiß schimmert. Im Innern der Mistelfrucht bleiben Nährgewebe und Embryonen jedoch den ganzen Winter hindurch grün, ein Zeichen dafür, dass der junge Mistelkeim ständig von Licht durchpulst und lebendig erhalten wird.

Welche Substanzen finden sich in der Mistel?

Die Mistel ist die DNA-reichste Blütenpflanze und enthält eine unglaubliche Vielzahl verschiedener Inhaltsstoffe. Die wichtigsten sind die Viscotoxine und die Mistellektine. Jede Pflanze zeigt einen unterschiedlichen jahreszeitlichen Verlauf, auch im Gehalt von Viscotoxinen und Mistellektinen. Im Normalfall erreichen die Mistelblätter im ersten Jahr im Juni den höchsten Viscotoxin-Gehalt, der höchste Lektingehalt der Mistelblätter lässt sich im Dezember des ersten Jahres feststellen. Im darauf folgenden Jahr sinken diese beiden Inhaltsstoffe wieder auf ein niedrigeres Niveau.

Wie prägt der Wirtsbaum die Inhaltsstoffe?

Die Mistel bekommt durch den Wirtsbaum eine ganz typische Prägung, was sich analytisch nachweisen lässt. So haben zum Beispiel die Apfelbaummistel, die Tannenmistel und die Kiefernmistel völlig unterschiedliche Viscotoxin-Spektren und Lektine, je nachdem, auf welchem Wirtsbaum sie gewachsen sind.

Welche Inhaltsstoffe der Mistelpflanze werden therapeutisch genutzt?

Zur Verarbeitung gelangen alle Substanzen der Mistelpflanze – die Blätter, die Stängel, die Beeren und die Blüten. Der Mistelschleim, der in den Beeren verborgen ist und aus Polysacchariden besteht, ist zum einen wichtig für das Anhaften der Mistelfrucht auf den Wirtsbäumen, zum anderen enthalten diese Substanzen auch pharmakologisch interessante Stoffe, so zum Beispiel die Mistel-Polysaccharide, die immunmodulatorisch wirken, und im Leim der Mistel konnten Triperpene nachgewiesen werden, denen ein ganzes Spektrum an Wirkungen zugeschrieben wird, darunter immunstimulierende und tumorzellhemmende Wirkungen.

Wie kann man sich die Ernte der Mistel vorstellen?

Die Ernte der Mistel erfolgt zweimal im Jahr für alle Wirtsbäume getrennt: im Sommer, wenn die Pflanze auf dem Höhepunkt ihrer vegetativen Entfaltung steht, und im Winter, wenn ihre Entwicklung in Knospen und Früchten zur Ruhe gekommen ist. Es wird für jeden Wirtsbaum getrennt geerntet, weil die Mistel durch den Wirtsbaum eine spezifische Prägung erhalten hat, wie wir weiter oben ausgeführt haben.

Die Apfelbaum- und die Kiefernmistel werden insbesondere in Frankreich geerntet, wo sie sehr häufig vorkommen, die Tannenmistel vor allem in der Schweiz und die äußerst selten misteltragenden Eichen und Ulmen müssen vom Institut Hiscia ständig betreut und kultiviert werden.

Bei der Ernte werden die ein- bis zweijährigen Blätter, Stängel, Blüten und Fruchtanlagen und im Winter speziell die Beeren gepflückt.

Wie wird die Mistel weiterverarbeitet?

Die gepflückte Pflanze wird möglichst rasch verarbeitet. Zunächst wird sie unter qualitativen Gesichtspunkten sortiert und dann mittels einer Walze zerquetscht und somit für die nachfolgende Extraktion der Inhaltsstoffe mechanisch vorbereitet.

Die gewalzte Pflanze erhält einen Zusatz von speziellen Milchsäurebakterien, wodurch eine milchsaure Fermentation

eingeleitet wird. Dadurch wird die Mistelpflanze weiter aufge-
schlossen und es entsteht der für das ISCADOR® charakteris-
tische Extrakt. Dieser Fermentationsprozess dient auch dazu,
den wässrigen Anteil der Mistel zu stabilisieren.

Nach drei Tagen wird die Mistelmaische abgepresst. Damit
werden die flüssigen von den festen Bestandteilen abge-
sondert.

Die Fermentation der Mistelpflanzen wird jeweils im Sommer und Winter, getrennt nach Wirtsbäumen, durchgeführt.

Wie werden die Mistelsäfte gemischt?

Die Extrakte von Sommer- und Wintermistel werden im
Frühling und im Herbst durch einen anspruchsvollen techni-
schen Vorgang zum Krebsmittel ISCADOR® verarbeitet.

Wie bereits dargestellt, gehen die Hinweise für den Misch-
prozess auf Rudolf Steiner zurück, der postuliert hat, dass die
Mistel den Erdenprozessen und den Erdenkräften entrissen
werden und Sommer- und Wintersaft sich intensiv durchdringen sollen.

Durch diese spezifische Behandlung wird ein neuer Aggre-
gatszustand, eine neue therapeutische Wirksamkeit, erreicht.

Jahrzehntelang wurden im Institut Hiscia entsprechende
Versuche gemacht und verschiedene Maschinen gebaut. Heute
können wir davon ausgehen, dass wir eine Maschine haben,
die den Anforderungen gerecht wird, auch wenn sie in Einzel-
heiten immer noch weiter verbessert werden muss.

Das Prinzip beruht darauf, dass Sommer- und Wintersaft
der Mistel sich im äußeren, hochgebogenen Rand einer rotie-
renden Titanscheibe intensiv durchdringen. Es bedurfte vieler
Versuche und Untersuchungen, um ein Material zu finden, das
beim Rotationsprozess dementsprechenden Kräften stand-
hält. Verwendet wird heute eine Scheibe mit einem Durchmes-

ser von 1 m, die mit 10 000 Umdrehungen pro Minute rotiert. Dies führt am Scheibenrand zu einer Geschwindigkeit von knapp 1900 km/h und einer Fliehkraft von rund einer 55 000-fachen Erdbeschleunigung. Es ist klar, dass diese wirkenden Kräfte extreme Ansprüche an die Materialien und die einzusetzende Verfahrenstechnik stellen.

Der Sommersaft tropft aus 1 m Höhe durch 12 Tropfer vertikal in den Rand der Scheibe. Eine gleiche Menge Wintersaft wird kontinuierlich in die Scheibenmitte eingebracht und breitet sich horizontal aus. Beide Säfte werden dann im Scheibenrand vereinigt und durchdringen einander.

Wir sind der Meinung, dass durch diesen jetzt erreichten Maschinenprozess die Forderungen Rudolf Steiners weitgehend erfüllt sind, versuchen jedoch mit dem Verein für Krebsforschung weitere Verbesserungen zu erreichen.

Wie wird der Mistelextrakt weiterverarbeitet?

Das ISCADOR®-Konzentrat, das aus der Vereinigung von Winter- und Sommersaft entstanden ist, wird zunächst mit isotonischer Kochsalzlösung auf die gewünschte Konzentration verdünnt. Da die Inhaltsstoffe sehr hitzesensibel sind, insbesondere die enthaltenen Eiweiße, kann eine Hitzesterilisation nicht durchgeführt werden. Es wird deshalb die Ampullierungslösung keimfrei filtriert und anschließend ampulliert. Damit ist der Herstellungsprozess abgeschlossen.

Wird eine Qualitätskontrolle durchgeführt?

Wie bei jedem Medikament ist eine Qualitätskontrolle notwendig und wird ständig vorgenommen. Dabei wird auf die Stabilität des Gemisches und den Säurewert wie auch auf die

misteltypischen Inhaltsstoffe – Proteine, Polysaccharide, Ge-
samt-Viscotoxine und Mistellektine – geachtet. Zusätzlich
wird die biologische Aktivität im Sinne der Zytotoxizität
gegenüber Krebszellen kontrolliert. Umfangreiche mikrobio-
logische Untersuchungen werden durchgeführt, da ja keine
Hitzesterilisation erfolgen konnte und nachgeprüft werden
muss, ob die Sterilfiltration entsprechend gewirkt hat.

7. Wirkprinzipien der Misteltherapie

Von welchen Wirkprinzipien der Misteltherapie können wir ausgehen?

Insgesamt unterscheiden wir vier verschiedene Wirkprinzipien der Misteltherapie:

1. Wirkung auf das Immunsystem
2. Wirkung auf die Tumorzelltoxizität
3. Wirkung auf die Erbsubstanz
4. Wirkung auf die Psyche.

Diese vier Wirkungen sind für eine Krebstherapie unabdingbar. So wirkt die Mistel zum einen auf das Immunsystem, indem sie B-Zellen, T-Zellen, Zytokine, Granulozyten, Naturalkillerzellen sowie Monozyten und Makrophagen stimuliert. Zum anderen wird durch Mistellektine und Viscotoxine die Tumorzelltoxizität ausgelöst im Sinne einer vermehrten Apoptose von Tumorzellen und im Auftreten einer Tumorzellnekrose.

Die Wirkung auf die Erbsubstanz besteht in einer Stabilisierung der DNA, die sehr wichtig ist, da durch die heutige naturwissenschaftliche Krebstherapie die DNA geschädigt wird und weitere Tumorerkrankungen dadurch ausgelöst werden können.

Die Wirkung auf die Psyche wird vermittelt durch die vermehrte Ausschüttung von Beta-Endorphinen und verwandten Substanzen. Weiterhin docken einzelne Mistelinhaltsstoffe an den Serotinrezeptoren im Gehirn an. Dies führt dazu, dass sich viele Krebspatienten unter einer Misteltherapie deutlich besser fühlen.

Wie können wir uns die immunologischen Wirkungen der Misteltherapie vorstellen?

Dazu muss man zunächst davon ausgehen, dass in der Mistelpflanze über 1000 Inhaltsstoffe analysiert worden sind. Wichtig sind folgende Punkte:

1. Die Mistel ist die DNA-reichste Blütenpflanze überhaupt.
2. Die Mistel enthält etwa 600 verschiedene Eiweißstoffe, wobei das Proteinmuster vom Wirtsbaum und vom Geschlecht der Mistel abhängig ist.
3. Im Gesamtextrakt finden wir über 20 verschiedene Lektine, wobei die Hauptlektine I, II, III und IV durch Unterlektine (Isolektine) ergänzt werden.
4. Die Viscotoxine sind ebenfalls in größerer Anzahl, wahrscheinlich in mehr als sechs Varianten, enthalten.
5. Der Gesamtextrakt enthält eine Vielzahl verschiedener Enzyme.
6. Wir finden einen hohen Gehalt an Thiolen, also schwefelhaltigen Verbindungen.
7. Der Gesamtextrakt enthält zehn verschiedene Fette.
8. In neuerer Zeit wurden vier verschiedene Phytosterole entdeckt.
9. 20 verschiedene Flavonoide sind bislang entdeckt worden.
10. Man unterscheidet 15 verschiedene Phenylpropane.
11. Die Mistel enthält zahlreiche Mineralien, z. B. Kalium und Phosphate.
12. Trotz dieser zahlreichen bekannten Inhaltsstoffe gibt es viele Bestandteile, die noch genau definiert und untersucht werden müssen.

Die genannten Inhaltsstoffe haben eine Vielzahl immunologischer Wirkungen, wobei die der Lektine am besten untersucht sind. Folgende Wirkmechanismen sind bislang bekannt:

1. Makrophagenaktivierende Wirkung von Mistellektin I
2. Freisetzung von Interleukin 1 und Interleukin 2 aus mononukleären Zellen
3. Freisetzung von C-reaktivem Protein
4. Freisetzung von TNF, IL-I, IL-2 durch Mistelpräparate
5. Bildung von Anti-ML-Antikörpern im Verlauf der Misteltherapie
6. Freisetzung von Interleukin 6, Interleukin 8 durch Mistellektin I
7. Beeinflussung der immunologischen Parameter durch Mistellektin I
8. Induktion von CRP durch Mistellektin I
9. Induktion von Interleukin 2-Rezeptoren auf den immunkompetenten Zellen
10. Thymozyten-Proliferation und TH-Zellen-Anstieg in vivo
11. Endorphin-Freisetzung
12. Erhöhung der zytotoxischen Aktivität von Leukozyten bei Tumorpatienten
13. Induktion von H_2O_2 im neutrophilen Granulozyten
14. Aktivierung der Naturalkillerzellen
15. Freisetzung des makrophagenstimulierenden Faktors
16. Anstieg der Phagozytose-Aktivität der Granulozyten
17. Inhibierung der Serotonin-Freisetzung im Sinne einer Modulation
18. Hyperplasie des Thymus im Tierversuch
19. Massive Aktivierung der eosinophilen Granulozyten
20. Ausschüttung von sowohl zytotoxischen als auch immunregulierenden Faktoren aus den eosinophilen Granulozyten

Diese Aufzählung zeigt, welche immunwirksamen Mechanismen der Mistelpräparate heute schon bekannt sind. Die Forschung geht intensiv weiter und offenbart immer mehr interessante Inhaltsstoffe in den entsprechenden Präparaten.

Wichtig dabei ist zu wissen, dass es sich bei der stimulieren-
den Wirkung der Misteltherapie immer auch um eine *modulierende* handelt. Das heißt, dass vermindert sezernierte Immunbotenstoffe vermehrt gebildet und überhöhte auf Normalwerte
heruntergedrückt werden.

Dies ist insofern von Bedeutung, als die Immunbotenstoffe
in unterschiedlicher Konzentration unterschiedliche Wirkungen haben. So ist zum Beispiel das Interleukin 6 tumorzellför-
dernd, wenn es in überhöhten Dosierungen abgegeben wird.
Insbesondere Melanomzellen, Ovarialkarzinom- und Kolon-
karzinomzellen sowie Zellen des malignen Melanoms könnten
dadurch stimuliert werden. Dies ist im Reagenzglas auch so
nachgewiesen. Im lebenden Organismus zeigt sich jedoch eine
modulierende Wirkung der Mistelpräparate, die dazu führt,
dass das Interleukin 6 zum Beispiel von hohen auf sehr niedrige
Werte gebracht wird und damit eine Tumorprogression ausgeschlossen werden kann. Bei Patienten unter Chemotherapie
können zum Beispiel überhöhte Interleukin 6-Werte gemessen
werden und bestimmte Zelllinien trotz Chemotherapie eine
Progression aufweisen. Unter einer gleichzeitigen Misteltherapie kehrt das überhöhte Interleukin 6 in den Normalbereich
zurück, sodass für diese Patienten keinerlei Gefahr besteht.

Wie kann man sich die zytotoxische Wirkung der Mistelpräparate vorstellen?

Insbesondere der Wirkmechanismus der Lektine ist hierzu erforscht worden. Wir können heute nachweisen, dass die Mistellektine zwei aktive Zentren haben, mit denen sie an der
Zelloberfläche andocken können. Ein Teil des Mistellektins
dringt in die Zelle ein und blockiert im Bereich der Ribosomen
die Eiweißsynthese. Dies hat weitere Auswirkung auf die
Mitochondrien, die als Energiewerk der Zelle gelten können.

Weitere Folgewirkungen führen zu einer Fragmentation des Zytoskelettes und damit zur Auflösung der Zelle und der DNA. Man kann diese Wirkung deutlich verfolgen, wenn man Tumorzellen mit Lektinen behandelt.

Des Weiteren stimuliert die Mistel die immunkompetenten Zellen wie die Naturalkillerzellen, die dann Tumorzellen angreifen und abtöten können. Die Aktivierung und die Erhöhung der Zellzahl der Naturalkillerzellen unter einer Misteltherapie ist in mehreren Untersuchungen beschrieben worden.

Wie kann man den DNA-Schutz der Misteltherapie feststellen?

Dazu wurden verschiedene Untersuchungen gemacht. Zum einen wurde festgestellt, dass die Reparaturfähigkeit der DNA unter einer Misteltherapie deutlich verbessert wird, sodass DNA-Schädigungen durch Chemotherapie oder durch Bestrahlung bis zu einem gewissen Maße wieder ausgeglichen werden können.

Einen weiteren Versuch gibt es durch den sogenannten »Komet-Assay«. Bei diesem Test lässt man isolierte Blutzellen in einem elektrischen Feld von links nach rechts laufen. Die DNA einer ungeschädigten Zelle läuft gleichmäßig; sollten DNA-Bruchstücke vorhanden sein, laufen diese schneller, sodass sich im Extremfall ein Kometenschweif ergibt. Dessen Länge kann nun ausgemessen werden als Maß für die Schädigung dieser Zelle.

Eine gleichzeitige Misteltherapie neben einer Chemotherapie oder Bestrahlungsbehandlung führt zu einer deutlichen Reduktion dieser Schweiflänge und damit zu einer deutlich geringeren DNA-Schädigung.

Die klinische Bedeutung zeigt sich in verschiedenen Studien, die nachweisen, dass die Zweitkarzinomrate von unge-

fähr 10 Prozent nach schulmedizinischer Therapie des Erstkarzinoms auf unter 1 Prozent gedrückt werden kann, wenn
gleichzeitig zur Chemotherapie eine Misteltherapie über mindestens fünf Jahre lang durchgeführt wird.

Eine nur kurzzeitig während Misteltherapie kann zwar zu
einer Reduktion der DNA-Schädigung führen, die verbleibende DNA-Schädigung muss jedoch durch eine ständige Anregung der Reparaturfähigkeit angegangen werden, sodass
eine lang dauernde Misteltherapie notwendig ist. Es gibt noch
weitere Gesichtspunkte für eine mindestens fünfjährige
Dauer, die wir im Weiteren verfolgen werden.

**Wie lässt sich die Wirkung auf die psychische Verfassung
des Patienten vorstellen?**

Die Mistelextrakte wirken insbesondere auf die Ausschüttung
von Beta-Endorphinen, morphinähnlichen Substanzen, die
Wohlbefinden hervorrufen und Schmerzen besser ertragen lassen. Vermehrt sezerniert wird auch das Neuropeptid Substanz
P, das eine ähnliche Wirkung hat. In jüngster Zeit wurde nachgewiesen, dass die Mistel auf Serotoninrezeptoren im Gehirn
wirkt. Es gibt bestimmte Psychopharmaka, die wir als Seroto-
nin-Wiederaufnahmehemmer bezeichnen, die ebenfalls an diesen Rezeptoren andocken.

Insofern wirkt die Mistel wie ein mildes Psychopharmakon,
lässt die Krankheit besser ertragen, stabilisiert das seelische
Befinden und gibt dem Patienten Mut, gegen die Krebskrankheit anzukämpfen.

Wird durch eine Misteltherapie Fieber erzeugt?

Bei vielen Tumorpatienten ist nachgewiesen, dass ihre Fieberregulation mangelhaft ist. Wenn man die Temperatur vor dem Aufstehen und gegen 18 Uhr nach einer halbstündigen Bettruhe rektal misst, kann man normalerweise einen tageszeitabhängigen Rhythmus im Sinne eines niedrigen Temperaturniveaus am frühen Morgen mit einem Ansteigen der Temperatur bis zum Abend feststellen. Die Ruhe ist unbedingt erforderlich, um Bewegungstemperatur zu vermeiden.

Wichtig zu wissen ist, dass die moderne Tumortherapie sowie Begleittherapie erkaltend wirken. Sowohl Chemotherapie, Bestrahlung, antihormonelle Therapie und Schmerztherapie sind erkaltende Therapien, das heißt ein Temperaturanstieg findet dabei nicht statt. Bei all diesen Patienten können wir also keine Temperaturregulation messen.

Es kommt hinzu, dass sich der Fieberbegriff seit den Angaben von Rudolf Steiner um 1920 deutlich verändert hat. In seinem Bücherregal stand die Auflage 20 des Lehrbuches Ribbert »Pathologische Anatomie und pathologische Physiologie«. Darin werden Temperaturen um 40 °C als mäßig febril bezeichnet, von Fieber wird erst ab 41 °C gesprochen.

Bei diesen Temperaturen würden unsere Patienten bereits den Notarzt bemühen. Seit der Erfindung des Aspirins hat sich der Fieberbegriff völlig verändert.

Die Äußerung Rudolf Steiners, dass man mit der Misteltherapie Fieber erzeugen müsse, geht wahrscheinlich darauf zurück, dass damals nur semisterile Herstellungen möglich waren. Die Mistelpräparate lagen in Durchstechampullen vor, sie waren nicht steril ampulliert. Auch ist es theoretisch denkbar, dass die Milchsäurebakterien in einer Verunreinigung zu einer Erhöhung der Temperatur geführt haben.

Natürlich ist es wünschenswert, dass die Temperaturstarre bei Patienten reguliert und der Wärmeprozess wieder instand gesetzt wird. Wir haben aber eine ganze Vielzahl von Patienten, die unter einer Misteltherapie zu frösteln beginnen und trotzdem einen guten Tumorverlauf haben. Bei anderen wiederum, die wunderschön mit ihrer Temperaturregulation reagieren, kann bezüglich des Tumors jedoch keine Wirksamkeit nachgewiesen werden.

Wir sind deshalb der Meinung, dass heute andere Methoden zum Monitoring angewendet werden müssen. Das Fiebermessen ist eine interessante Variante, durch die wir aber nicht die Wirksamkeit der Misteltherapie ersehen oder die Dosierung bestimmen können.

Welche Kontraindikationen gibt es für die Misteltherapie?

Kontraindikationen sind insbesondere:

1. Fieber über 38 °C
2. Massive Entzündungen
3. Floride Tuberkulose
4. Floride Hyperthyreose
5. Besondere Vorsicht bei intracerebralen Karzinomen und Metastasen, da durch die Misteltherapie theoretisch eine Gehirndruckerhöhung stattfinden kann.

Bei chronischen Entzündungen kann die Mistel sehr wohl eingesetzt werden. Bei vielen Patienten wird dann daraus eine akute Entzündung, mit der der Körper besser umgehen kann. Als Beispiel seien hierfür Granulome im Bereich der Zähne genannt, die unter Misteltherapie akut werden und vom Zahnarzt entfernt werden müssen. Dies hat aber einen entscheidenden Vorteil, weil diese Granulome das Immunsystem blockieren und hinterher der immunologische Organismus wie befreit ist.

Auch kann aus chronischen Entzündungen durch die dadurch ausgelösten vielfältigen Reparaturmechanismen Krebs entstehen. Als Beispiel sei der Barrett-Ösophagus genannt, eine chronische Entzündung im Bereich der unteren Speiseröhre, die durch den sauren Reflux des Magens bedingt ist und über Jahrzehnte zu einem Speiseröhrenkrebs führen kann.

Die chronische Entzündung wird auch hier in eine akute übergeführt, wobei das Bewusstsein des Patienten auf diesen Bereich gelenkt wird und eine Therapie eher möglich ist.

8. Klinische Studien

Gibt es klinische Studien zu ISCADOR®?

Es gibt eine Vielzahl von Studien zur Misteltherapie insgesamt, wir gehen von mehr als 100 aus. Nicht alle entsprechen dem Studiendesign, wie es die moderne klinische Forschung heute fordert. Dabei ist jedoch zu bedenken, dass auch eine Vielzahl unserer heutigen schulmedizinischen Medikamente nicht mit diesen modernen statistischen Methoden erforscht worden sind, sondern anhand zum Teil historischer Vergleichsgruppen, die allerdings ebenfalls ihren Stellenwert haben.

Bezüglich der Studiendiskussion warte ich auf neue Statistiken von der Universität, die zeigen, dass auch die heutigen Studien (prospektiv, kontrolliert, doppelblind, randomisiert) ihre entscheidenden Mängel haben und neue klinische Studien fordern. Dann wäre alle bisherige Arbeit umsonst gewesen. Professor Nagel von der Klinik für Tumorbiologie in Freiburg hat einmal darauf hingewiesen, dass Patientinnen mit einem Mammakarzinom sich in 80 verschiedenen Faktoren gleichen müssten, vom Lebensalter über die Anzahl der Kinder, den Eintritt der Periode und das Enden der Periode bis zur Stillzeit und Stillhäufigkeit usw., um sichere Ergebnisse zu erzielen. Statistisch kann man ausrechnen, dass die Anzahl der vorhandenen Mammakarzinompatientinnen nicht ausreichen würde, um eine solche Studie durchführen zu können. Gefordert wird deshalb heute der gut dokumentierte Einzelfall oder sogenannte »matched pairs«, also Patienten, die in wesentlichen Merkmalen übereinstimmen.

Welche Studien gibt es für die Misteltherapie?

Es gibt einige sogenannte retrolektive Studien, die in jüngster Zeit abgeschlossen worden sind. Dabei wurden zwei Vergleichsgruppen gebildet, von denen die eine rein schulmedizinisch therapiert wurde und die andere noch zusätzlich Mistelpräparate erhielt.

Alle Studien zeigen eine deutlich bessere Überlebenszeit für die Patienten, die gleichzeitig eine Misteltherapie erhalten haben. Außerdem kann nachgewiesen werden, dass die Nebenwirkungen der schulmedizinischen Therapie durch die Mistelpräparate massiv reduziert wurden. So geben in der rein schulmedizinisch behandelten Gruppe rund 60 Prozent Nebenwirkungen an, in der zusätzlich mit Mistel behandelten Gruppe jedoch nur rund 16 Prozent.

Neben der längeren Überlebenszeit ist also auch die Lebensqualität dieser Patienten deutlich verbessert, was für die ihnen verbleibende Zeit natürlich sehr viel bedeutet.

Zwei weitere Studien, die eine zum Pankreaskarzinom und die andere zum kolorektalen Karzinom, sind zur Veröffentlichung vorbereitet und werden demnächst publiziert.

Wir unterscheiden 24 Studien, die prospektiv, kontrolliert und randomisiert durchgeführt wurden, wie die naturwissenschaftlich geprägte Statistik dies heute fordert. Dreizehn dieser Studien zeigen ein signifikant positives Ergebnis für die Misteltherapie, sieben Studien weisen einen positiven Trend der Misteltherapie auf, ohne dass dies statistisch signifikant wäre. Bei drei Studien ist kein Unterschied zwischen Kontrollgruppe und behandelter Gruppe festzustellen, und eine Studie weist einen negativen Trend auf. Letztere wurde nicht mit ISCADOR® durchgeführt, nach unserer Ansicht wurden diese Patienten mit dem falschen Mistelpräparat in einer falschen Dosierung behandelt.

Insgesamt kann festgehalten werden, dass es eine Vielzahl

von Studien zu fast allen Krebslokalisationen gibt. Eine Übersicht darüber ist in dem Buch »Die Mistel in der Onkologie« von G. Kienle und H. Kiene veröffentlicht worden (siehe Literaturverzeichnis). Auf rund 750 Seiten sind alle Studien zur Misteltherapie aufgeführt. Das widerlegt eine ganze Reihe von Ärzten, die behaupten, dass es keinerlei Studien darüber gäbe. Eine solche Aussage grenzt für mich fast an Autismus. Diese Ärzte bilden sich offensichtlich auf diesem Gebiet nicht weiter und halten an tradierten Vorstellungen fest, die 20 Jahre alt sind.

Eine sehr interessante Studie, die prospektiv durchgeführt wurde, hat Ronald R. Grossarth-Maticek publiziert (siehe Literaturverzeichnis). In einem Zeitraum von mehr als 25 Jahren hat er die Wirksamkeit einer Behandlung mit ISCADOR® zusätzlich zu den konventionellen Maßnahmen wie Operation, Bestrahlung und Chemotherapie an 622 Patienten-Paaren untersucht, die sich in Bezug auf Alter, Geschlecht, Tumorart und Tumorstadium sowie sonstige medizinische Behandlung exakt deckten, wobei in der einen Gruppe keine ISCADOR®-Behandlung durchgeführt wurde.

Diese Studie zeigt eine deutliche Überlegenheit der ISCADOR®-Therapie, die beim Rektumkarzinom, Kolonkarzinom, Mammakarzinom, Magenkarzinom und Bronchialkarzinom zu einer Verlängerung der Überlebenszeit zwischen 20 und 62 Prozent geführt hat.

Eine weitere Studie betrifft das maligne Melanom. Es handelte sich um Patienten mit operativ behandelten primären malignen Melanomen mit mittlerem bis hohem Risiko ohne Fernmetastasen (Stadien II und III). 381 mit ISCADOR® behandelte Patienten wurden 357 unbehandelte Kontrollpatienten gegenübergestellt. Für die Überlebenszeit zeigte sich ein signifikanter Vorteil der ISCADOR®-Gruppe im Verhältnis zur Kontrollgruppe.

Gibt es Untersuchungen zur Lebensqualität?

Die Frage der Lebensqualität wurde um 1990 von Professor Gallmeier, Nürnberg, erstmals in die onkologische Diskussion eingebracht. Er warnte als schulmedizinischer Onkologe vor einer Übertherapie in der schulmedizinischen Onkologie und forderte, dass der Begriff der Lebensqualität und die damit verbundenen Untersuchungen in die entsprechenden onkologischen Studien aufgenommen werden sollten. Aber auch heute noch muss man feststellen, dass allenfalls unter 10 Prozent der durchgeführten Studien die Lebensqualität des Patienten berücksichtigen.

Die Erfahrungen von anthroposophischen Ärzten geben vielfältige Hinweise auf die Verbesserung der Lebensqualität, die wir später näher ausführen werden.

Ronald R. Grossarth-Maticek ist es im Rahmen seiner Studie gelungen, dies auch mit statistischen Methoden wissenschaftlich nachzuweisen. Mithilfe eines Fragebogens wird hierfür die sogenannte »Selbstregulation« der Patienten bestimmt. Eine gute Selbstregulation bedeutet ein hohes Maß an Fähigkeit, die eigenen Ziele, Motive und Wünsche zu verwirklichen. Sie bedeutet auch, dass man sich von Misserfolgen nicht entmutigen lässt, sondern nach neuen Mitteln und weiterführenden Wegen sucht. All das geht einher mit der Fähigkeit, das Dasein so zu gestalten, dass man geistig-seelisch-körperliches Wohlbefinden, innere Zufriedenheit und Ruhe sowie Lust und Interesse am Leben erlebt.

In allen Studien, in denen die Selbstregulation zweimal (nach drei und nach zwölf Monaten) erhoben wurde, ergab sich eine Steigerung in der ISCADOR®-Gruppe im Verhältnis zur Kontrollgruppe.

Es zeigt sich sogar, dass die Selbstregulation mit der Überlebenszeit korrelierte. Unter 622 Patienten-Paaren mit verschiedenen Tumoren gab es 175 Paare mit identischer Selbstregula-

tion beim Erstinterview. Je nach Grad der Selbstregulation
wurde die Überlebenszeit durch ISCADOR® um bis zu 50
Prozent verlängert.

Gibt es Studien zur Sicherheit der Misteltherapie?

Es gibt vielfältige Untersuchungen der verschiedenen Mistel-
präparate-Hersteller zur Sicherheit der Therapie. Die öfter
auftretende Lokalreaktion am Injektionsort gehört nicht zu
den unerwünschten Arzneimittelwirkungen, sondern ist für
den Arzt ein wichtiger Hinweis auf die Wirksamkeit der Therapie.

Systemische Nebenwirkungen gab es in einem Prozentsatz
unter 3 Prozent, wobei der Schweregrad mit leicht oder mäßig
angegeben wurde und höchstens eine Woche dauerte. Im Vergleich zur Kontrollgruppe gab es in keinem Fall eine Tumor-
stimulation.

Als Nebenwirkungen wurden Fieber und leichte allergische
Reaktionen vermerkt, weitere Nebenwirkungen konnten nicht
festgestellt werden.

9. Praktische Erfahrungen

Ist die Misteltherapie auf Kassenrezept verordnungsfähig?

Zu diesem Problem kann mit Datum Juli 2007 wie folgt Stellung genommen werden:

Bis vor wenigen Jahren war die Misteltherapie voll zu Lasten jeder Krankenkasse verordnungsfähig. Bedingung war lediglich, dass es sich um ein histologisch nachgewiesenes Karzinom handelte, Präkanzerosen oder nicht-tumoröse Erkrankungen waren von der Verordnungsfähigkeit ausgeschlossen.

Mit dem Gesundheitsreformgesetz unter der Ministerin Ulla Schmidt kamen dann missverständliche Formulierungen in das entsprechende Gesetz, die zunächst so aussahen, dass die Misteltherapie nur noch in einer palliativen Situation auf Kassenrezept verordnet werden durfte. Dies ist natürlich insofern widersinnig, als wir ja durch diese Therapie versuchen, eine Metastasierung zu vermeiden, und es ist doppelt widersinnig, dass man erst dann ein pflanzliches Medikament auf Kassenrezept erhält, wenn die Metastasierung schon eingetreten ist, der Tumorprozess also schon weit fortgeschritten ist.

Durch ein Fax an die Krankenkassen wurde durch die Staatssekretärin versucht, dieses Gesetz abzumildern, worauf die Krankenkassen diese Mitteilung nicht akzeptierten, da kein Minister durch Fax ein Gesetz abändern kann. Wenn dies möglich wäre, bräuchten wir kein Parlament mehr.

Strittig war, ob es für die anthroposophischen Mistelpräparate einen Ausnahmeparagraphen geben würde, damit eine Misteltherapie auch in einer nicht-palliativen Situation zum Einsatz kommen könnte. Über das Für und Wider wurden mehrere Gutachten erstellt, die natürlich – je nach Auftraggeber – zu unterschiedlichen Ergebnissen kamen.

Wie viele andere wurde auch dieses Gesetz dann höchstrichterlich korrigiert. In der Zwischenzeit hat das Sozialgericht in
Düsseldorf, Dresden und neuesten Datums auch in Speyer einer Patientin Recht gegeben, die in einer nicht-palliativen Situation gegen ihre Krankenkasse geklagt hatte, dass eine Misteltherapie auch ohne eine Metastasierung gesetzeskonform wäre.

Es gilt deshalb zum einen, dass eine Misteltherapie in jedem
Falle verordnet werden kann, wenn eine Metastasierung eingetreten ist, also eine palliative Situation vorliegt.

Zum anderen ist durch Gerichte jetzt geklärt, dass auch in
einer nicht-palliativen Situation anthroposophische Mistelpräparate verabreicht werden können, wenn histologisch ein
Karzinom vorliegt.

Nach wie vor unterliegt der verordnende Arzt der Wirtschaftlichkeit, das heißt, er muss bestimmen, wie häufig, mit
welchen Pausen und über wie viele Jahre eine Misteltherapie
durchgeführt wird. Hierzu bedarf es grundlegender Kenntnisse, die in den Seminaren des Vereins für Krebsforschung
Stuttgart vermittelt werden.

Es empfiehlt sich weiterhin eine strenge Dokumentation
mit dem Vermerk, welche therapeutische Idee zur Verordnung
des Mistelpräparates geführt hat, außerdem eine deutliche Begründung, wenn die Therapie über den normalen Zeitraum
von fünf Jahren hinaus verordnet wird.

Nach fünf Jahren tritt die sogenannte Heilungsbewährung
ein. Statistisch ist der Patient gesund, der Schwerbehindertenausweis läuft ab, unabhängig davon, ob die klinische Situation
sich kurz nach Ablauf des fünften Jahres drastisch ändert.

In der Zwischenzeit hat sich jedoch ergeben, dass die Nachfolgetherapie zum Beispiel beim Mammakarzinom auf sieben
Jahre verlängert wird, indem Patienten zwei Jahre mit Tamoxifen und anschließend fünf Jahre mit einem Aromatasehemmer
behandelt werden, da diese siebenjährige Therapie offensichtlich bessere Überlebensraten bietet.

Von grundlegender Bedeutung war hierfür auch der Nachweis von Krebsstammzellen beim Mammakarzinom und beim Prostatakarzinom. Unter Krebsstammzellen verstehen wir solche, die plötzlich anfangen, Krebszellen zu bilden, in den Ruhestand zurückgehen und weder durch Chemotherapie, Bestrahlung, Hormone oder Misteltherapie angegangen werden können. Diese Zellen können irgendwann wieder auftauchen und neue Tumorzellen bilden, sodass auch Patienten in einem ursprünglich sehr günstigen Stadium plötzlich Metastasen produzieren können.

Es ist deshalb sinnvoll, eine langfristige Misteltherapie durchzuführen und insbesondere bei Risikopatienten ohne weiteres auch nach Ablauf der ominösen fünf Jahre damit fortzufahren. Wichtig ist hier die Dokumentation der therapeutischen Idee, um mit den Kassenärztlichen Vereinigungen bzw. mit den Sozialgerichten keine Schwierigkeiten zu bekommen.

Leben Patienten unter ISCADOR®-Therapie länger?

Nach 24 Jahren Praxis und insgesamt 30 Jahren Erfahrungen kann ich heute eindeutig aussagen, dass Patienten unter einer Misteltherapie deutlich länger leben, wie dies sich auch in Studien ausdrückt. Wichtig ist, dass sie qualifiziert durchgeführt wird, wie dies im nächsten Kapitel dargelegt wird.

Man kann erstaunliche Überlebenszeiten unter einer Misteltherapie verfolgen. So hatten wir Patienten in Behandlung, die zum Beispiel 19 Jahre mit histologisch nachgewiesenen Lebermetastasen oder über 12 Jahre mit nachgewiesenen Lungenmetastasen gelebt haben, und zwar bei guter Lebensqualität.

Auf der anderen Seite gibt es allerdings auch Patienten, die trotz aller therapeutischen Kunst nicht auf eine Misteltherapie reagieren und auch insgesamt auf die schulmedizinische Therapie nur marginal ansprechen. Man hat bei ihnen nach ihrem

Tod den Eindruck, dass das Tumorgeschehen von jeglicher schulmedizinischen Maßnahme, aber auch von der Misteltherapie völlig unbeeindruckt gewesen ist.

Da wir diese Feststellung jedoch erst treffen können, wenn der Kampf gegen die Krankheit verloren ist, beginnen wir die Therapie bei jedem Patienten so, als ob er zu gewinnen wäre.

Auch wenn in Studien nur wenige Menschen in diesem Stadium die Krankheit tatsächlich überleben, ist es doch immer die Frage, ob der jeweilige Patient, der jetzt vor uns steht, nicht zu diesen gehören könnte. Es ist nach meiner Ansicht nicht richtig, die Stimme um eine Oktave zu senken und dem Patienten klarzumachen, in welcher verzweifelten palliativen Situation er sich befindet, und ihm die Hoffnung auf ein weiteres Überleben zu nehmen.

Es muss geradezu anders sein, nämlich die Hoffnungskräfte und die Kräfte des Patienten insgesamt so zu stimulieren, dass er noch einmal Mut schöpft und gegen seine Krebskrankheit kämpft.

Ich habe in den vergangenen Jahrzehnten immer wieder festgestellt, dass diese Krankheit in jedem Stadium für unterschiedlich lange Zeit stehen bleiben kann. Sie kann sogar wieder ganz verschwinden, auch wenn dies nur in wenigen Fällen zu verzeichnen ist.

Die amerikanische Onkologin Carlyle Hirschberg ist den sogenannten unerklärlichen Krebsheilungen nachgegangen und hat ihre Erfahrungen in einem Buch niedergelegt. Dabei lässt sich feststellen, dass diese Krebsheilungen zwar schulmedizinisch unerklärlich waren, dass die Patienten aber an irgendein Wirkprinzip geglaubt haben – sei es an ein bestimmtes Medikament, an ihren behandelnden Arzt, an Gott oder an irgendetwas, zu dem sie Vertrauen und Zutrauen hatten. Offensichtlich ist es schon so, dass Glauben auch Berge versetzen kann.

In diesem Sinne versuchen wir, ohne falsche Versprechungen zu machen, mit dem Patienten in seiner jetzigen Situation

zu kämpfen und seine Kräfte durch eine qualifizierte Misteltherapie so zu stärken, dass doch ein therapeutischer Benefit
herauskommen kann.

Was versteht man unter Lebensqualität?

Von den Patienten wird die Lebensqualität ganz unterschiedlich empfunden. Für den einen ist es Wohlbefinden, für den
anderen das Ausbleiben von Übelkeit unter Chemotherapie,
die Reduktion der Schmerzen oder die Verbesserung der physischen Kräfte. Einem anderen wiederum ist die Rückkehr
auch der geistigen Kräfte wichtig, die ihn wieder am gesellschaftlichen und kulturellen Leben teilnehmen lassen.

Insgesamt können wir feststellen, dass unter einer Misteltherapie viele Nebenwirkungen der chemotherapeutischen
Behandlung und Bestrahlungstherapie reduziert werden.

Ein häufiges Kriterium ist das sogenannte *Fatigue-Syndrom*, die völlige Erschöpfung des Patienten. Bei Umfragen
geben viele an, dass sie darunter mehr leiden als unter den
Schmerzen. Wir Ärzte hingegen glauben immer, dass die Patienten unter Schmerzen mehr leiden als unter der Erschöpfung.

Die Erschöpfung führt dazu, dass diese Menschen nicht
mehr am normalen Leben teilnehmen können, dass sie sich
nicht verstanden fühlen von ihrer Umgebung und von ihrem
Lebenspartner, weil diesen Zustand nur jemand nachfühlen
kann, der ihn selbst einmal erlebt hat. Es ist, als ob man den
Stecker aus einem elektrischen Gerät ziehen würde und auf einen Schlag sämtliche Lebenskräfte den Körper zu verlassen
scheinen. Diese Fatigue-Phase kommt unberechenbar häufig
und führt zu Depression und Verzweiflung. Viele Patienten
sagen, dass sie lieber Schmerzen ertragen würden, gegen die
man dann auch etwas tun kann, wie zum Beispiel Schmerzme-

dikamente, während gegen das Fatigue-Syndrom nur Psychopharmaka helfen könnten, die aber in der Gefahr stehen, den
Patienten noch weiter zu ermüden.

Die *Schmerzen* können unter einer Misteltherapie durch die
Wirkung auf die Beta-Endorphine, auf die Substanz P und auf
die Serotoninrezeptoren im Durchschnitt auf die Hälfte reduziert werden. Auch die entsprechenden Schmerzmittel können damit halbiert werden, was zu einer deutlichen Verbesserung der Lebensqualität und zu einer Verminderung der
Nebenwirkungen dieser Medikamente führt.

Viele Patienten leiden unter einer großen *Übelkeit*, bedingt
durch ihren Tumorprozess oder durch die Chemotherapie.
Durch Stimulation entsprechender Rezeptoren im Gehirn
führt die Misteltherapie offensichtlich dazu, dass die Übelkeit
deutlich abnimmt und weniger Medikamente dagegen eingenommen werden müssen.

Dies führt gleichzeitig dazu, dass der *Appetit* gesteigert wird
und die Patienten wieder beginnen zu essen. Das ist sehr wichtig, da die Tumorzellen einen sehr hohen Stoffwechsel haben
und Patienten, die nicht mehr essen können, ins Defizit gegenüber den Tumorzellen geraten. Tumorzellen fressen sozusagen
immer; hört der Patient auf zu essen, verliert er an Gewicht
und hat keine Kraft mehr, gegen seine Krebskrankheit zu
kämpfen.

Die *Stabilisierung des Blutbildes* ist eine weitere Erfahrung,
die man unter der Misteltherapie machen kann. Es ist durch
Untersuchungen nachgewiesen, dass das Hämoglobin (der
rote Blutfarbstoff) unter einer Misteltherapie und gleichzeitiger Chemotherapie weniger stark abfällt als bei alleiniger Chemotherapie, sodass zum einen Wachstumsfaktoren für die
weißen Blutkörperchen, die den Organismus sehr belasten
und sehr teuer sind, weniger häufig notwendig werden, zum
anderen die Tumortherapie lege artis durchgeführt werden
kann, das heißt in dem geplanten Rhythmus und Chemothera-

pie-Zyklen nicht zeitlich hinausgeschoben oder in ihrer Intensität reduziert werden müssen, wobei die Frage bleibt, ob eine reduzierte Chemotherapie noch tumorwirksam ist.

Studien zeigen, dass allein ein Hämoglobin über 11 zu einer bis zu neun Monaten längeren Überlebenszeit führen kann, wahrscheinlich weil der Patient durch die gestärkten Kräfte besser gegen die Tumorerkrankung ankämpfen kann, aber auch, weil durch die bessere Durchblutung des Tumors mehr Chemotherapie, mehr Hormone oder auch mehr Mistelsubstanz an den Tumor herangeführt wird.

Reduziert die Misteltherapie die Nebenwirkungen von Chemotherapie und Bestrahlungstherapie?

Wie oben ausgeführt, werden Übelkeit, Schmerzen, Erschöpfungssyndrom usw. durch die Misteltherapie bei gleichzeitiger Chemotherapie reduziert. Auch bei gleichzeitiger Bestrahlungsbehandlung zeigt sich, dass die Patienten deutlich weniger unter der Erschöpfung und auch unter weniger Hautirritationen leiden. Auch die Nebenwirkungen der Bestrahlungsbehandlung zum Beispiel beim Prostatakarzinom auf die Harnblase sind deutlich vermindert.

Haben Sie einen Rückgang von Metastasen beobachtet?

Wir haben besonders beim Einsatz der ISCADOR®-Spezialpräparate ISCADOR® M und ISCADOR® Qu 5 mg spezial einen deutlichen Rückgang von Metastasen gesehen, sowohl von Lebermetastasen, Lungenmetastasen als auch von exulzerierenden Karzinomen oder Hautmetastasen. Dieser Rückgang einer Metastasierung ist relativ selten, viel öfter ist zu beobachten, dass ein Tumorstillstand eintritt und die Patienten

mit ihrem Tumor noch lange leben können. Man kann manchmal mit Metastasen oder einem Tumor sehr viel länger leben
als durch eine aggressive Therapie, die nur weitere aggressive
Tumorzellen züchtet und eine Erschöpfung des Patienten zur
Folge hat. Eine Remission von Tumorerkrankungen ist unter
allen Mistelpräparaten beschrieben worden, die Präparate
ISCADOR® M und Qu 5 mg spezial scheinen hier zu domi-
nieren, wahrscheinlich weil in der konstanten Dosierung der
Mistellektine, wie sie in diesen Präparaten vorhanden ist, nicht
nur der immunstimulierende Anteil stark ausgeprägt ist, sondern auch die zytotoxische Wirkung.

Was sind paraneoplastische Syndrome?

Paraneoplastische Syndrome werden vom Tumor ausgelöst
und zeigen dessen Verbindung mit dem Gesamtorganismus.
Wir haben die verschiedenen paraneoplastischen Syndrome
weiter oben beschrieben (S. 32). Bis zu 10 Prozent aller Patienten leiden darunter. In einer Praxis, die intensiv Misteltherapie
betreibt, werden nur etwa 1 bis 2 Prozent der Patienten mit paraneoplastischen Syndromen diagnostiziert. Dies bedeutet für
viele wiederum eine größere Überlebensrate, da vom Tumor
ausgehende Faktoren blockiert oder moduliert werden, sodass
die Gefahr einer weiteren Metastasierung eingeschränkt und
die Lebensqualität zum Beispiel durch den Rückgang jucken-
der Ekzeme deutlich gesteigert wird.

Haben Sie wirklich einen Rückgang der Zweitkarzinome gesehen?

Wir haben in unserer Praxis unsere Patienten der letzten 20
Jahre ausgezählt und stellen beim Mammakarzinom eine

Zweitkarzinomrate von 0,4 Prozent fest, bei den anderen Karzinomen eine prozentuale Rate von ca. 1 Prozent. In den verschiedenen europäischen Ländern gibt es Studien, die zwischen 4 bis 10 Prozent Zweitkarzinome nach 10 bis 15 Jahren aufweisen, die jüngste Studie in Deutschland verzeichnet knapp 10 Prozent von Zweitkarzinomen nach schulmedizinischer Therapie des ersten Karzinoms. Insofern kann man davon ausgehen, dass unsere Patienten durch die Misteltherapie, wahrscheinlich durch die Reparatur der von der schulmedizinischen Therapie ausgelösten DNA-Schäden, zu einer besseren Lebensqualität und Überlebenszeit gekommen sind und ein Zweitkarzinom nicht aufgetreten ist.

Wir führen die Misteltherapie mindestens über fünf Jahre durch, beim Vorliegen von Risikofaktoren auch länger. Nach Abschluss bieten wir unseren Patienten zunächst ein halbjährliches, dann jährliches Immunmonitoring an, um einen eventuellen Rückgang der Immunfunktionen im Sinne einer Dysfunktion rechtzeitig zu bemerken und entweder durch eine Veränderung des Lebensstils, durch Einsatz von Medikamenten oder durch eine erneute Misteltherapie hier gegenwirken zu können, sodass entsprechende Karzinome von der körpereigenen Abwehr erkannt und abgewehrt werden können.

Inwieweit können Sie feststellen, dass die Misteltherapie auf Leib, Seele und Geist wirkt?

Die Wirkung auf den physischen Leib haben wir hinreichend erklärt, die Wirkungen auf Seele und Geist sind relativ schwer festzustellen.

Sicher ist aber, dass Patienten, die einen Arzt gefunden haben, der mit Hilfe der Misteltherapie noch einmal mit ihnen gegen die Tumorerkrankung kämpft, deutlich motiviert sind, sich seelisch besser fühlen, wieder Hoffnung schöpfen und aktiver im Leben stehen. Sie fühlen sich nicht mehr so stark von der Krebserkrankung bedroht, beginnen häufig wieder am gesellschaftlichen und kulturellen Leben teilzunehmen und haben schon deshalb einfach sehr viel bessere Ausgangswerte.

Darüber hinaus sind wir aber der Meinung, dass die Mistel entsprechende Rezeptoren im Gehirn positiv beeinflusst und dass ihre modulierende Wirkung auch auf seelischer Ebene eine deutliche Verbesserung hervorruft.

Reicht die Verordnung von ISCADOR® aus, um von einer anthroposophisch erweiterten onkologischen Therapie zu sprechen?

Nach unserer Ansicht reicht die Mistel allein nicht aus, sondern muss durch eine Vielzahl von Medikamenten und verschiedenen Therapien ergänzt werden.

Natürlich steht für uns zunächst einmal das Mistelpräparat an erster Stelle, da es seine vielfältigen Wirkungen auf den physischen Leib und die höheren Wesensglieder ausübt, wie wir es dargelegt haben. Durch Medikamente aus der anthroposophisch erweiterten Medizin kann der Organismus jedoch noch weiter gestärkt werden und durch künstlerische Therapien wie Heileurythmie, therapeutisches Plastizieren und Malen sowie durch Sprachtherapie können die gestörten Wesensglieder wieder in Harmonie zueinander gebracht werden. Die genannten Therapien werden im Weiteren geschildert werden.

Wie wir weiter oben gesehen haben, wirkt ein Tumor tatsächlich wie ein Sinnesorgan an falscher Stelle, sezerniert Botenstoffe und nimmt mit dem gesamten Organismus Kontakt auf. Wir wissen zum Beispiel, dass über die Beziehung zwischen dem Kolonkarzinom und der Leber Substanzen sezerniert werden, die die Metastasierung in den Bereich der Leber erleichtern. Unsere Zusatztherapien aus der anthroposopisch

erweiterten Medizin sollen die von der Metastasierung bedrohten Organgebiete (Leber, Lunge, Skelett) stärken und das
Mikromilieu in diesem Bereich so verändern, dass Tumorzellen dort nur schwer oder erschwert andocken können.

**Welche Erfahrungen haben Sie mit ISCADOR® M und Qu
5 mg spezial gemacht?**

Bei den Spezialpräparaten werden bestimmte lektinreiche
Säfte so gemischt, dass ein konstanter hoher Lektingehalt darin enthalten ist. Man hat also den Vorteil, ein Präparat mit
einem hohen gleichbleibenden Lektingehalt und allen weiteren Mistelsubstanzen in einem ausgewogenen Verhältnis für
die therapeutische Anwendung zur Verfügung zu haben.

Viele Mistelpräparate enthalten zwischen 20 und 50 Nano-
gramm Lektin pro ml Mistelextrakt. ISCADOR® M 5 mg spezial ist auf 270, ISCADOR® Qu 5 mg spezial auf 375 Nano-
gramm Lektin pro ml eingestellt. Wir haben es also mit sehr
starken Präparaten zu tun, die wir immer besonders dann einsetzen, wenn eine Metastasierung eingetreten ist oder wenn
angesichts der vorliegenden Tumorsituation angenommen
werden muss, dass – zum Beispiel beim Vorliegen vieler befal-
lener Lymphknoten oder bei einer Lymphangiosis carcinomatosa – der Tumorprozess schon im ganzen Körper ausgebreitet
ist und wir vermehrt mit zirkulierenden Tumorzellen rechnen
müssen.

Auch zur lokalen Tumortherapie können diese Präparate
verabreicht werden, indem unter bestimmten Gesichtspunkten direkt in den Tumor injiziert wird. Diese Anwendungs-
weise muss jedoch dem erfahrenen Arzt vorbehalten bleiben.

10. Praktische Anwendung
der Misteltherapie

Warum müssen Mistelpräparate gespritzt werden?

Natürlich wäre es sehr viel angenehmer für den Patienten, wenn die Mistelpräparate in Form einer Tropfenmischung oder in Tabletten vorlägen. Die wichtigsten Inhaltsstoffe wie zum Beispiel die Viscotoxine und die Lektine sind jedoch Eiweißverbindungen, die durch den sauren Magensaft denaturiert, also abgebaut würden. Sie würden somit nicht im Organismus ankommen und die therapeutische Wirksamkeit wäre massiv eingeschränkt.

Das Spritzen haben 99 Prozent unserer Patienten gelernt, nur eine einzige Patientin kommt zu der dreimal wöchentlichen Subkutan-Therapie in die Praxis. Da mit den sehr dünnen Subkutan-Nadeln beim Einstich wenig Schmerzen verbunden sind, gibt es fast keinen Patienten, der sich nicht überwindet, es selbst zu tun. Überdies scheuen viele Patienten den dreimal wöchentlichen Gang zum Arzt, um sich die Spritze geben zu lassen, weil damit oft weite Wege und Wartezeiten verbunden sind.

Manche Patienten werden im Lauf der Jahre »spritzmüde«, was auch damit zusammenhängt, dass man durch das häufige Spritzen immer wieder an die Krebskrankheit erinnert wird. Man kann den Gedanken daran erheblich schlechter verdrängen. Es ist dann die Aufgabe des Arztes oder Therapeuten, dem Patienten klarzumachen, welche Hilfe er von dieser Therapie erwarten kann und wie sehr seine Prognose bezüglich des Überlebens sich dadurch verbessert.

Wenn eine solche Spritzmüdigkeit nach zwei bis drei Jahren eintritt, ist es manchmal auch hilfreich, unter Kontrolle der

Immunwerte eine Pause einzulegen. Sinken die Immunwerte ohne ISCADOR®-Behandlung dann ab, wird der Patient deutlich motiviert sein, die Behandlung fortzusetzen.

Wie oft soll gespritzt werden?

Im Normalfall wird dreimal wöchentlich injiziert, bewährt haben sich die Wochentage Montag, Mittwoch und Freitag, das Wochenende ist spritzfrei. Das ist deshalb günstig, weil am Wochenende oft einmal ein Ausflug oder eine kleine Reise unternommen wird und es dann aufwendig ist, die ganzen Spritzutensilien mitzunehmen. Zunächst werden 14 Injektionen dreimal wöchentlich gegeben, danach wird im ersten Jahr eine Woche Pause eingelegt. Im zweiten Jahr kann die Pause auf zwei Wochen verlängert werden, die in den nachfolgenden Jahren in Abhängigkeit vom Immunstatus immer länger werden können, bis im fünften Jahr bei guten Tumorwerten und guten immunologischen Werten nur noch im Frühjahr 14 Injektionen und im Herbst 14 Injektionen gegeben werden.

Nach fünf Jahren würden wir eine Misteltherapie beenden, wenn nicht besondere Risikofaktoren bestehen, die sowohl im Bereich der ursprünglichen Tumorsituation als auch im psychosozialen Umfeld des Patienten liegen können.

Ein Patient mit einem hohen Lymphknotenbefall oder einer Lymphangiosis carcinomatosa braucht eine längere Misteltherapie und eine genauere Überwachung als ein anderer zum Beispiel ohne Lymphknotenbefall.

Das psychosoziale Umfeld des Patienten spielt ebenfalls eine große Rolle. Mobbing am Arbeitsplatz, Verlust des Arbeitsplatzes, Ehescheidungen, Verlust eines Ehepartners und ähnliche Schicksalsschläge, die schwer zu verarbeiten sind, führen psychoneuroimmunologisch zu einer deutlichen Belastung, sodass wir hier länger als fünf Jahre therapieren würden oder auch – wenn ein solches Ereignis eintritt – die Therapie nach zum Beispiel sieben Jahren unter genauer Kontrolle der immunologischen Werte wieder aufnehmen würden.

Wie soll gespritzt werden?

Die Ampulle wird am Hals unter dem farbigen Punkt aufgebrochen. Während man den farbigen Punkt nach oben hält, knickt man die Ampulle mit leichtem Druck nach hinten.

Das Mistelpräparat wird nun über eine Nadel in die Spritze aufgezogen. Jetzt muss noch die überschüssige Luft aus der Spritze entfernt werden. Dafür hält man sie senkrecht mit der Nadel nach oben. Durch leichtes Klopfen können die Luftblasen, die sich an der Seite oder am Boden der Spritze befinden, nach oben befördert und durch langsames Drücken des Stempels entfernt werden.

Sollten kleine Luftblasen zurückbleiben, spielt das überhaupt keine Rolle, da sie nach der Injektion durch die Haut wieder entweichen können. Eine Gefährdung des Patienten ist hundertprozentig ausgeschlossen.

Für die Einstichstelle der Spritze wählen wir entweder den Ober- und Unterbauchbereich oder die Vorderseite des Oberschenkels. Wichtig ist, dass man nicht immer an der gleichen Stelle injiziert, weil es dort dann zu Verhärtungen kommen könnte. Es hat sich sehr bewährt, im Bereich des Bauches zu spritzen, mit einer Handbreit Abstand vom Bauchnabel, und die Spritzen dann im Uhrzeigersinn rund um den Bauchnabel zu setzen, wobei Hosen- oder Rockbund ausgespart werden sollen, um lokale Irritationen zu vermeiden.

Die Injektionstechnik wird so gehandhabt, dass man mit der linken Hand eine Hautfalte bildet und mit der rechten Hand die Nadel in einem Winkel von 45° einsticht, bis sie ganz in der Haut verschwunden ist. Dann lässt man die Hautfalte los, zieht den Stempel der Spritze leicht zurück, um sicher zu sein, dass man nicht in einem Blutgefäß gelandet ist, und injiziert dann langsam, aber gleichmäßig. Am Ende zieht man die Spritze wieder heraus und drückt mit leicht kreisenden Bewegungen ein Papiertaschentuch oder einen Tupfer auf die Injektionsstelle, um die Flüssigkeit im Gewebe zu verteilen.

Hier noch einmal eine Checkliste für die Selbstinjektion:

1. Achten Sie vor Injektion der Spritze darauf, dass keine Luftblasen mehr in der Spritze sind.
2. Desinfizieren Sie die Injektionsstelle mit einem Alkoholtupfer.
3. Nehmen Sie eine Hautfalte zwischen zwei Finger einer Hand und heben Sie diese vom Muskel weg.
4. Stechen Sie möglichst im Winkel von 45° schnell und entschlossen in die Haut, sodass die Nadel in das Fettgewebe eindringt.
5. Ziehen Sie den Kolben der Spritze etwas zurück, um sicherzustellen, dass Sie kein Blutgefäß getroffen haben, dabei würde etwas Blut in die Spritze laufen.
6. Sollten Sie ein Gefäß getroffen haben, was extrem selten vorkommt, wählen Sie eine andere Injektionsstelle.
7. Injizieren Sie den Inhalt der Spritze langsam und gleichmäßig.
8. Nachdem die Spritze geleert ist, halten Sie den Tupfer an die Einstichstelle und ziehen die Nadel aus der Haut.
9. Drücken Sie den Tupfer einige Sekunden auf die Injektionsstelle mit leicht kreisenden Bewegungen.
10. Setzen Sie die Nadelschutzkappe wieder auf die Spritze, damit sich niemand verletzen kann, und werfen Sie sie in den Hausmüll.
11. Die kleine Injektionsstelle verschließt sich sehr schnell, meistens ist kein Pflaster notwendig.

12. Sollte sich ein Blutstropfen an der Injektionsstelle bilden,
drücken sie für ein bis zwei Minuten mit einem Tupfer
darauf, weitere Maßnahmen sind nicht notwendig.

Die Angst vor den Injektionen ist unbegründet. Wir haben in
einer 25-jährigen Praxis bei sehr vielen Patienten, denen wir die
Injektion beibrachten, niemals davon gehört, dass ein Blutgefäß
getroffen wurde, sodass diese Komplikation unwahrscheinlich
erscheint. Viele haben auch Angst, anatomische Strukturen
durch die Spritze zu verletzen. Das ist aber sowohl am Oberschenkel als auch im Bereich der Bauchdecke unmöglich, da
sich genügend Fettgewebe unter der Haut befindet. Organe
können durch die kurzen Injektionsnadeln, die für die subkutane Injektion gebraucht werden, niemals verletzt werden.

Gibt es Nebenwirkungen der Misteltherapie?

Bei einigen Patienten kommt es nach der Injektion von ISCA-
DOR® zu einer Temperaturerhöhung von 0,5 bis 1 °C, die sich
innerhalb von 24 Stunden wieder normalisiert. Diese Wär-
mereaktion ist durchaus erwünscht, da ja bei vielen Krebspatienten eher eine Temperaturstarre vorliegt. Wird mit der
Misteltherapie vorsichtig begonnen, tritt diese Temperatur-
reaktion nicht auf, allenfalls bei höheren Konzentrationen.
    Als weitere Nebenwirkung kann um die Einstichstelle eine
lokale Entzündungsreaktion auftreten mit einer deutlichen
Rötung der Haut, die unscharf begrenzt ist, manchmal juckt
und druckempfindlich ist. Man kann deutlich beobachten,
dass diese Reaktion nur bei den ersten Spritzen auftritt und
umso weniger wird, je häufiger injiziert wird.
    Es handelt sich nicht um eine allergische Reaktion, sondern
um eine Auseinandersetzung des Organismus mit dem Mistelpräparat und ist deshalb nicht unerwünscht.

Die Rötung sollte einen Durchmesser von 5 cm allerdings nicht überschreiten; sollte sie größer sein, muss mit dem behandelnden Arzt Rücksprache genommen werden. In den meisten Fällen wird die Dosierung dann reduziert. In der Regel wird die Ampulle halbiert oder die Therapie um eine Stufe niedriger dosiert.

Die Rötung ist Ausdruck einer immunmodulierenden Wirkung des Präparates und sollte nicht unterdrückt werden. Bei Patienten, die unter größeren Rötungen leiden, die vielleicht auch sehr jucken, hat es sich bewährt, Combudoron® als Gel einzusetzen und nach der Injektion die Injektionsstelle damit einzureiben. Das Gel dringt sehr schnell ein, nimmt den Juckreiz und kühlt auch, wenn man es im Kühlschrank aufbewahrt hat.

Wann soll gespritzt werden?

In der Regel sollte man das Mistelpräparat in die ansteigende Temperatur hineinspritzen, das heißt frühmorgens, wenn die Temperatur noch am niedrigsten ist. Ein wesentlicheres Kriterium besteht aber darin, dass der Patient nach der Injektion für eine halbe Stunde oder eine Stunde ruhen sollte, damit der Gesamtorganismus das Präparat entsprechend resorbieren und verarbeiten kann.

Deshalb hat es keinen Sinn, in der morgendlichen Hektik schnell die Mistel zu spritzen und dann die Familie zu versorgen oder ins Büro zu eilen. Da ist es eindeutig besser, die Injektion abends vor dem Schlafengehen durchzuführen. Damit ist die Ruhe hinterher garantiert.

Nur wenige Patienten haben Schlafstörungen nach der abendlichen Injektion, da die Misteltherapie ja aktivierend wirkt. Bei ihnen muss dann ein anderer Injektionszeitpunkt gefunden werden.

Wie wird eine ISCADOR®-Therapie konkret durchgeführt?

Zunächst erfolgt ein ausführliches Gespräch mit dem Patienten über seine Tumorsituation, seine Befindlichkeit, seine psychosoziale Umgebung und die notwendige schulmedizinische Therapie. Dann wird das entsprechende Mistelpräparat ausgewählt, wobei die Richtlinien des Vereins für Krebsforschung bezüglich der Wahl des Wirtsbaumes eingehalten werden sollten.

Man weiß aus vielen Untersuchungen, dass bestimmte Wirtsbäume, wie zum Beispiel der Apfelbaum oder die Kiefer, beim Mammakarzinom gute Erfolge aufweisen und dass die Eichenmistel insbesondere bei männlichen Tumoren ihren erfolgreichen Einsatz findet. Man sollte deshalb die entsprechenden Wirtsbäume auswählen, solange man noch nicht über eigene Erfahrungen in der Therapie mit ISCADOR® verfügt.

Zu beachten ist der Wechsel von der Apfelbaummistel auf die Kiefernmistel, sobald eine klimakterische Reaktion eintritt, gleichgültig, ob die Patientin aufgrund ihres Lebensalters ins Klimakterium kommt oder ob es durch Chemotherapie oder eine antihormonelle Therapie ausgelöst wird.

Haben wir den entsprechenden Wirtsbaum für den Patienten ausgewählt, muss die Entscheidung fallen, ob mit einem der beiden Spezialpräparate therapiert wird oder mit den Serienpackungen.

Zunächst einmal wird mit 2 x 7 Ampullen Serie 0 des jeweiligen Wirtsbaumes begonnen. Die Serie 0 ist unbedingt notwendig, weil sie den Organismus auf das entsprechende Präparat vorbereitet. Sonst können Unverträglichkeitsreaktionen oder größere Hautreaktionen auftreten.

Danach entscheiden wir uns für ISCADOR® M oder Qu 5 mg spezial immer dann, wenn eine Tumorsituation vermuten lässt, dass bereits Mikrometastasen oder zirkulierende Tumorzellen vorhanden sind. Dies ist insbesondere der Fall bei einem großen Lymphknotenbefall, bei einer Lymphangiosis carcinomatosa im Tumorgebiet oder aber auch bei sehr großen Primärtumoren. Sollten schon Primärmetastasen vorliegen, werden ebenfalls diese Spezialpräparate eingesetzt.

Diese Präparate haben deshalb den Vorzug, da sie neben dem hohen Gehalt an Lektinen alle anderen Substanzen der Mistel in einem ausgewogenen Verhältnis enthalten und dadurch sehr gut immunstimulierend wirken, durch die Lektine aber auch die zytostatische Komponente stark ausgeprägt ist.

Bestehen keine Risikofaktoren, führen wir nach 2 x Serie 0 die Therapie mit den Serienpackungen weiter. Zunächst beginnt man mit der Serienpackung I und wechselt später auf die Serienpackung II, wenn der gewünschte Erfolg nicht eingetreten ist. Sollte sich auch auf die Serie II des jeweiligen Wirtsbaumes kein Erfolg zeigen, nimmt man eine andere ISCADOR®-Sorte. So kann zum Beispiel von ISCADOR® M auf ISCADOR® P gewechselt werden oder von ISCADOR® P auf ISCADOR® Qu oder aber von jedem dieser Wirtsbäume auf ISCADOR® M oder Qu 5 mg spezial.

Wichtig ist, dass vor Beginn der Therapie das therapeutische Ziel definiert wird. Natürlich sollte das angestrebte Ziel die Heilung sein, zumindestens aber eine Lebensverlängerung. Bei vielen Patienten geht es in einem polymetastasierenden Stadium um die Lebensqualität, und die wird dann auch als Parameter für das Ansprechen definiert.

Erreicht man mit Serie I zum Beispiel, dass der Patient sich deutlich besser fühlt, dass das Fatigue-Syndrom überwunden ist und die Schmerzen deutlich weniger sind, bleibt man bei diesem therapeutischen Erfolg dabei und wählt die Serie I als Erhaltungsdosis. Es wird dann weiter dreimal wöchentlich injiziert mit jeweils 7 Tagen Pause im ersten und 14 Tagen Pause im zweiten Jahr nach 7 oder 14 Injektionen.

Hat man den immunologischen Erfolg als Zielkriterium definiert, muss vor Beginn der Therapie eine Untersuchung bezüglich immunologischer Parameter durchgeführt werden. Diese Parameter werden nach der Serie I wiederholt (in der Regel nach acht Wochen). Ist dann das therapeutische Ziel erreicht, nämlich ein Anstieg der Immunparameter in den Normbereich, kann Serie I als Erhaltungsdosis weiter gegeben werden. Ist das Ziel nicht erreicht, wird auf Serie II übergegangen, und sollte auch dann kein Erfolg eintreten, muss die Sorte gewechselt werden. Falls auch beim Wechsel auf einen anderen Wirtsbaum kein Erfolg eintritt, können eventuell dann auch die ISCADOR®-Spezialpräparate zum Einsatz kommen. Ist der Anstieg der Immunparameter trotz des Ausschöpfens aller ISCADOR®-Präparate nicht ausreichend, müssen zusätzliche Medikamente gegeben werden, die wir im Kapitel 15 beschreiben werden.

Welche Laborkontrollen sind für das Monitoring notwendig?

Über lange Jahre hat man viele verschiedene Parameter geprüft, um ein Monitoring der Misteltherapie zu erreichen. Lange haben auch wir einen sogenannten großen Immunstatus propagiert, der jedoch zu aufwendig und für den Patienten oder die Krankenkasse auch zu teuer ist. Wir haben uns deshalb mit sehr gutem Erfolg in den letzten Jahren auf drei Parameter geeinigt, die vollkommen ausreichen, um ein Monitoring bei der Misteltherapie durchzuführen.

– Zum einen wird vor Beginn jeder Misteltherapie ein *Differentialblutbild* durchgeführt, wobei besonderer Wert auf die Bestimmung der Leukozyten, Lymphozyten und der eosinophilen Granulozyten gelegt wird. Bei den meisten Patienten sind die Werte dieser Parameter deutlich erniedrigt; wir haben Zielwerte definiert, die unter einer Misteltherapie erreicht werden sollten.

Dabei ist es wichtig, die Absolutwerte dieser Parameter bestimmt zu haben, da die prozentualen Angaben häufig täuschen, zum Beispiel bei einer niedrigen Leukozyten-Gesamtzahl.

Wir streben bei Patienten ohne Chemotherapie oder Bestrahlung einen Wert von 6.000 Leukozyten, 2.000 Lymphozyten und 400 eosinophilen Granulozyten an, unter Chemotherapie oder Bestrahlungsbehandlung verändern sich die Zielwerte auf 4.000 Leukozyten, 1.500 Lymphozyten und 300 eosinophile Granulozyten.

Diese Parameter sind notwendig, weil sich unter den Leukozyten die gesamten, auch spezialisierten Abwehrzellen verbergen, die dann noch einmal durch die Lymphozyten besonders repräsentiert sind. Die eosinophilen Granulozyten haben sich besonders als Verlaufsparameter bewährt, da sie archaische Abwehrzellen darstellen, die dann von spezialisierten Abwehrzellen ergänzt werden. Die eosinophilen Granulozyten enthalten viele verschiedene Stoffe, die zum einen zytotoxisch, zum anderen aber immunstimulierend und immunregulatorisch wirken. Sie sind deshalb geeignete Parameter, um die Immunstimulation beim Patienten abzuschätzen.

– Zum anderen bestimmen wir vor Beginn der Therapie den *Interleukin 2-Rezeptor* (CD25). Er ist ein Maß für die Zahl der immunkompetenten T-Zellen, die für die Tumorabwehr zur Verfügung stehen. Dieser Test lässt sich in jedem großen Labor durchführen und zeigt bei seinem Ansteigen eine gute Immunstimulation an, kann aber auch als Parameter für Rezidive oder die Gefahr der Metastasierung gelten. Wenn trotz intensiver Misteltherapie der Interleukin 2-Rezeptor absinkt oder über die obere Grenze ansteigt, ist eine

Rezidiv- oder eine Metastasierungsgefahr in Sicht, sodass dann besonders intensiv therapiert werden muss.

Zu beachten ist, dass dieser Parameter ein »Janus-Gesicht« hat, das heißt, sehr niedrige Werte sind ungünstig, sehr hohe jedoch auch. Es gibt drei verschiedene Normbereiche und drei verschiedene Testansätze für den Interleukin 2-Rezeptor. Anzustreben ist jeweils, dass der Patient in der Mitte des Normbereiches liegt, hier ist der größte therapeutische Erfolg zu erwarten.

Viele Patienten kommen mit stark erniedrigten Interleukin 2-Rezeptoren in die Praxis. Ihre Steigerung in den Normbereich kann bis zu neun Monaten dauern.

Es gibt aber auch immer wieder Patienten, die mit massiv überhöhten Interleukin 2-Rezeptoren zur Therapie kommen. Man kann das so interpretieren, dass der Organismus in letzter Sekunde gemerkt hat, dass eine Immunstimulation notwendig ist, diese Immunzellen aber nicht aktiv sind und er keinen therapeutischen Benefit davon gewinnen kann. Man sollte nicht den Fehler machen, diese überhöhten Werte als hohe Stimulation zu begreifen und deshalb nicht mit ISCADOR® zu therapieren. Hier muss im Gegenteil ISCADOR® mit seiner modulierenden Wirkung eingesetzt werden. Zielkriterium ist es dann, den Interleukin 2-Rezeptor wieder in die Mitte des Normbereiches zurückzubringen. Dies würde auch eine gute Immunstimulation darstellen.

Diese beiden Laborwerte reichen für das Monitoring fast aus, sie werden noch ergänzt durch spezielle Werte unseres *Praxislabors Onkobrain®*.

Welche Zusatzparameter liefert das Labor Onkobrain®?

Das Labor Onkobrain® wurde vor 15 Jahren von mir gegründet, da sich im Kampf gegen die Krebskrankheit immer neue Überraschungen zeigten und neue therapeutische Herausforderungen auftaten. So konnte man zum Beispiel öfter beobachten, dass ein schneller Misteleinsatz mit einem starken Präparat notwendig war (z.B. beim Pankreaskarzinom). Oder aber, dass sämtliche ISCADOR®-Präparate ausgereizt waren, der Patient also offensichtlich nicht mehr darauf reagierte und sich nun die Frage erhob, welches der anderen Mistelpräparate zum Einsatz kommen sollte.

Wir haben hierfür den *Misteldifferenzierungstest* entwickelt, der anzeigt, auf welches Präparat der jeweilige Patient am besten reagiert. Bei diesem Test wird das Blut des Patienten an allen zur Verfügung stehenden Mistelpräparaten ausgetestet und so das wirksame Präparat herausgefiltert. Die Trefferquote dieses Tests liegt bei 90 Prozent für die klinische Wirksamkeit.

Weiterhin haben wir die Immundiagnostik um den *Eosinophilen-Funktionstest (EFT-Test)* ergänzt, der anzeigt, ob die vorhandenen Immunzellen des Patienten tatsächlich funktionieren oder ob hier eine Immunblockade besteht. Dieser Test wurde entwickelt, weil bei einer bestimmten Anzahl von Patienten viele Immunzellen vorliegen und diese sich unter einer Misteltherapie auch massiv vermehren lassen, sich aber trotzdem kein klinischer Benefit einstellt. Eine Kontrolle mittels des EFT-Tests zeigt dann, dass diese Immunzellen blockiert sind und durch das eingesetzte Mistelpräparat nicht aktiviert wurden. Durch einen Wechsel des Präparates konnte dann wieder eine suffiziente Immunstimulation erreicht werden.

Wie setzen Sie selbst die Misteltherapie in der Praxis ein?

Nach einem Erstgespräch mit dem Patienten zur Klärung der klinischen Situation und der näheren Begleitumstände der Krebskrankheit wird zunächst der Misteldifferenzierungstest durchgeführt, um das wirksamste Präparat für ihn herauszufinden. Gleichzeitig wird ein großes Blutbild angeordnet mit Bestimmung der Leukozyten, Lymphozyten und eosinophilen Granulozyten, die Bestimmung des Interleukin 2-Rezeptors und weitere notwendige Laboruntersuchungen, zum Teil Tumormarker oder Leberwerte etc.

Nach einer Woche kommt der Patient zum Zweitgespräch; jetzt liegen die Laborwerte vor und ein Therapieplan kann festgelegt werden. Durch den Misteldifferenzierungstest kennt man das wirksamste ISCADOR®-Präparat und beginnt nun, wie oben beschrieben, mit der Therapie zunächst mit 2 x Serie 0 und dann – je nach klinischer Situation – weiter mit ISCADOR® spezial oder mit den Serienpackungen.

Bei den meisten Patienten zeigen sich zu Beginn der Therapie deutlich erniedrigte Leukozyten, Lymphozyten und eosinophile Granulozyten. Der Interleukin 2-Rezeptor ist bei den meisten am unteren Rand des Normbereiches, bei wenigen im Normalbereich oder weit oberhalb des Normbereiches. Der EFT-Test zeigt bei den meisten eine Immunblockade an. Dieser Test wird von 1 = sehr gut bis 6 = sehr schlecht bewertet. Die meisten Tumorpatienten liegen im Bereich zwischen 4 und 6.

Nach acht Wochen wird der Patient zum zweiten Mal untersucht und es werden wiederum ein Differentialblutbild, der Interleukin 2-Rezeptor und der EFT-Test gemacht. Nun werden die Parameter mit den Anfangsparametern verglichen. Stellt sich ein Ansteigen der Leukozyten, Lymphozyten und eosinophilen Granulozyten ein mit gleichzeitigem Anstieg des Interleukin 2-Rezeptors und Verbesserung des EFT-Tests, wird bei ISCADOR® spezial oder der Serie I, je nach gewähltem Präparat, geblieben. Ist der Anstieg der Parameter nicht ausreichend, wird auf das nächst höhere Präparat übergegangen oder die Sorte gewechselt.

Nach weiteren drei Monaten werden die Parameter wiederum kontrolliert und dann im 3-Monats-Abstand für die ersten zwei Jahre wiederholt. Wenn die klinische Situation es erlaubt, kann dann auf längere Nachsorgezeiten (vier bis sechs Monate) übergegangen werden. Nach fünf Jahren oder wenn im Laufe der Zeit nach jeweils sechs Wochen Spritzpause keine Verschlechterung der immunologischen Situation eingetreten ist, würden wir mit der Therapie zu einem Ende kommen. Wir bieten den Patienten aber dann weiterhin halbjährliche Immunkontrollen (großes Blutbild, Interleukin 2-Rezeptor, EFT-Test) an, um festzustellen, ob die Immunsituation günstig bleibt. Bei einem Abfall der Parameter würden wir die Misteltherapie entweder wieder intensivieren oder neu aufnehmen.

Nach längerer Pause empfiehlt es sich, den Misteldifferenzierungstest zu wiederholen, um festzustellen, ob der Patient auf das einstmals eingesetzte Mistelpräparat noch reagieren würde.

Im Literaturverzeichnis sind die entsprechenden Bücher zu diesen beiden Tests angegeben.

Soll man schon vor der Operation mit der Misteltherapie beginnen?

Es wäre sehr wünschenswert, vor einer Operation oder aber auch vor einer Biopsie zumindest eine Packung ISCADOR® zu spritzen, um das gestörte Immunsystem wenigstens etwas anzuregen. Theoretisch ist es nicht auszuschließen, dass bei einer Operation oder bei einer Biopsie Tumorzellen in den Gesamtorganismus ausgeschwemmt werden. Ein stimuliertes

Immunsystem hat hier größere Chancen, diese Tumorzellen zu erkennen und abzutöten.

Meistens ist eine präoperative Therapie aber nicht möglich, da der Patient zum Beispiel beim Kolonkarzinom mit akuten Symptomen in die Klinik eingeliefert wird und ein weiteres Warten nicht möglich erscheint. Auch befindet er sich zumeist in einer gewissen Panikreaktion, wenn ein Tumor festgestellt wurde, und möchte ihn möglichst schnell loswerden.

Tastet zum Beispiel eine Patientin einen Knoten in der Brust und geht damit zum Frauenarzt, wird sie binnen kurzem zur Operation in die Klinik eingewiesen, und es ist leider keine Zeit, präoperativ mit der Misteltherapie zu beginnen.

Günstiger ist die Situation beim Prostatakarzinompatienten, weil hier zwischen Biopsie und Aufnahme zur stationären Behandlung meistens drei bis vier Wochen vergehen. In dieser Zeit sollte schon mit dem entsprechenden Mistelpräparat begonnen werden.

Früher haben wir bis zur Operation die Injektionen durchgeführt, dann 14 Tage Pause eingehalten, um keine Wundheilungsstörungen aufkommen zu lassen, weil die Mistel ja alles Entzündliche fördert.

Neuere Studien in der Filderklinik bei Stuttgart haben jedoch gezeigt, dass auch die perioperative Gabe von Mistelpräparaten (in der Filderklinik während der Operation sogar eine Infusion mit einem Mistelpräparat) zu besseren Wundheilungen führt und Sekundärheilungen deutlich weniger oft eintreten.

Wir würden deshalb empfehlen, auch bei Operationen weiter zu injizieren; die Pause, während der der Patient sich auf der Intensivstation postoperativ befindet, ist ausreichend. Wundheilungsstörungen haben wir seit dem Umstellen auf dieses Vorgehen niemals beobachtet.

Soll man gleichzeitig zur Chemotherapie spritzen?

Es ist unbedingt notwendig, die Misteltherapie parallel zur Chemotherapie einzusetzen, wie wir oben weiter ausgeführt haben. Die Erfahrung zeigt, dass die Nebenwirkungen der Chemotherapie dadurch massiv reduziert werden. Wir sehen deutlich weniger das Fatigue-Syndrom, weniger Übelkeit, weniger Durchfallerkrankungen und auch deutlich weniger Hand-Fuß-Syndrome oder eine Stomatisis aphtosa. Auch das Hämoglobin des Patienten stabilisiert sich trotz Chemotherapie sehr gut, wovon der Patient bezüglich seiner Prognose extrem profitiert.

In der Klinik wird die gleichzeitige Gabe von Mistelpräparaten während der Chemotherapie oft abgelehnt, weil die Ärzte der Meinung sind, dass die Mistel Fieber erzeugt. Fieber aber könnte eine bakterielle Infektion andeuten, weshalb unter der reduzierten Immunlage sofort ein Antibiotikum verabreicht würde, um zum Beispiel eine Lungenentzündung des Patienten zu vermeiden.

Wie wir weiter oben ausgeführt haben, kann aber durch eine Anfangsdosierung kein Fieber erzeugt werden, vor allem nicht während einer Chemotherapie, die ja zu den erkaltenden Therapien gehört.

Da also kein Fieber auftritt – dies muss man dann dem klinisch behandelnden Arzt sagen –, ist gegen eine gleichzeitige Misteltherapie nichts einzuwenden.

Man soll auch bedenken, dass die DNA-Schäden, die unter einer Chemotherapie auftreten, durch eine Misteltherapie eingedämmt werden können. Auch dies ist ein Argument für die gleichzeitige Mistelanwendung.

Die Chemotherapie vernichtet unzweifelhaft Tumorzellen, aber in den meisten Fällen eben nicht alle. Sie züchtet im Gegenteil resistente und aggressive Zellen. Die schwachen Tumorzellen sterben ab, aber die Zellen, die diese Therapie überleben, sind die aggressiv wachsenden, die später weitere Probleme und Metastasen beim Patienten hervorbringen. Eine Kombination mit einer immunstimulierenden Therapie ist deshalb unbedingt notwendig, um das gestörte Immunsystem des Patienten so zu aktivieren, dass diese Tumorzellen angegriffen werden können.

Soll gleichzeitig zur Bestrahlungsbehandlung ISCADOR® gespritzt werden?

Auch die Bestrahlungsbehandlung ist eine deutliche Indikation für eine gleichzeitige Misteltherapie. Hier gilt das Gleiche wie bei der Chemotherapie. Auch die Bestrahlung verursacht deutliche Genschäden, die durch die Misteltherapie eingedämmt werden können.

Zu beachten ist dabei lediglich, dass streng außerhalb des Bestrahlungsfeldes injiziert wird, da sonst große Lokalreaktionen entstehen.

Dies ist jedoch leicht einzuhalten. Wenn zum Beispiel die Brust oder der Thorax bestrahlt wird, kann man entweder im Bereich des Unterbauches oder im Bereich des Oberschenkels spritzen und liegt damit weitab vom Bestrahlungsfeld, sodass keine lokale Irritation auftreten kann.

Auch bei der Bestrahlung hat es sich gezeigt, dass eine gleichzeitige ISCADOR®-Gabe zu einer deutlichen Reduktion des Fatigue-Syndroms führt, das insbesondere beim Prostatakarzinom bei der 8-wöchigen Dauer relativ häufig eintritt. Auch die Nebenwirkungen in Bezug auf die lokale Irritation des Rektums und der Harnblase werden bei gleichzeitiger ISCADOR®-Gabe deutlich reduziert. Deshalb ist für mich die gleichzeitige Gabe von Mistelpräparaten bei der Bestrahlung unabdingbar.

Beeinflusst die Hormontherapie die ISCADOR®-Dosierung?

Generell lässt sich aus klinischer Sicht darlegen, dass jede Veränderung der schulmedizinischen Therapie auch eine Änderung der Misteltherapie nach sich ziehen wird und muss.

Ist eine Patientin zum Beispiel auf Tamoxifen eingestellt und reagiert gut bezüglich der durchgeführten ISCADOR®-Therapie, muss in der Regel um eine Stufe stärker therapiert werden, wenn ein Aromatasehemmer eingesetzt wird, weil dieser immundepressiv wirkt.

Also muss zum Beispiel von ISCADOR® M oder P Serie I auf Serie II umgestellt werden. War die Patientin schon auf Serie II eingestellt, kann entweder die Sorte gewechselt werden oder auf ISCADOR® spezial übergegangen werden, um eine höhere Immunstimulation zu erreichen.

Untersuchungen zeigen, dass die Immunstimulation unzureichend wird, wenn auf diese Veränderung nicht reagiert wird. Allerdings ist hier noch einmal festzuhalten, dass man dies nur durch ein Immunmonitoring sichtbar machen kann. Ohne ein solches Monitoring ist eine Misteltherapie eigentlich ein »Blindflug«, der den Patienten oder die Patientin in die Gefahr bringt, eine insuffiziente Therapie zu erhalten.

Wie soll unter Chemotherapie therapiert werden?

In der Regel gilt, wie schon bei der Hormontherapie ausgeführt, dass um eine Stufe stärker therapiert werden muss, wenn der Patient sich einer Chemotherapie unterzieht. Dies gilt nicht für Patienten, die massiv geschwächt sind, weil sie bereits die dritte, vierte oder fünfte Chemotherapie erhalten. Ein anderes Beispiel ist eine Low-Dose-Therapie, wie zum Beispiel die Novantron®-Therapie beim Mammakarzinom oder Gemzaar®-Therapie beim Pankreaskarzinom, wobei wö-chentliche Infusionen fast bis zum Tod gegeben werden. Hier erschöpft sich der Patient immunologisch; eine Überstimula-tion könnte eintreten, wenn mit der Mistel zu hoch therapiert wird.

Hierfür gilt in der Regel, um eine Serie schwächer zu thera-pieren, unter der normalen primären Chemotherapie aber in der Regel um eine Serie stärker.

Patienten reagieren immunologisch jedoch sehr unter-schiedlich auf eine Chemotherapie. Führt man ein Immunmo-nitoring durch, ist man nicht auf ungefähre Angaben – eine Stufe stärker oder schwächer – angewiesen, sondern kann aus dem Immunbild ersehen, ob die gewählte Dosierung für den individuellen Patienten richtig ist.

Ist eine lokale Tumortherapie mit ISCADOR® möglich?

Wenn der Primärtumor oder Metastasen zum Beispiel nicht entfernt werden können, wird in einzelnen Fällen ISCA-DOR® auch lokal in Tumornähe gespritzt. Dabei werden sub-kutan ringförmig kleine Injektionen um den Tumor gegeben, wobei zum Beispiel beim malignen Melanom darauf geachtet werden sollte, dass der Tumor nicht verletzt wird, um eine Tu-morzellausschwemmung zu vermeiden.

Durch einen sehr erfahrenen Arzt ist es in einzelnen Fällen auch möglich, direkt intratumoral zu injizieren, zum Beispiel in einen Rezidivtumor beim Mammakarzinom, der in die Tiefe reicht und der weder chemotherapeutisch reagiert noch durch Bestrahlung oder antihormonelle Therapie angegangen werden kann. Hier wird unter Lokalbetäubung direkt in den Tumor injiziert. Wir setzen hier immer die M- bzw. Qu 5 mg spezial-Präparate ein. Begonnen wird mit einer halben Am-pulle intratumoral, dies kann gesteigert werden bis auf zwei

Ampullen, wobei es sich dann um eine sehr hohe Dosierung handelt, die zu Fieber und einer lokalen Entzündungsreaktion führen kann. Deshalb darf diese Injektionsmenge nur durch langsames Steigern erreicht werden und auch nur durch einen sehr erfahrenen Arzt, der mit den Reaktionen dieser Therapie vertraut ist, vorgenommen werden.

In Einzelfällen kann man sogar erreichen, dass der Tumor sich völlig zurückbildet, wie wir es zum Beispiel bei einem Mundhöhlenkarzinom dokumentiert haben. Auch sind durch die lokale Injektion Tumorstillstände beschrieben worden, außerdem eine deutliche Verbesserung der Schmerzreaktion und weniger exulzerierendes Wachstum zum Beispiel bei Mammakarzinomrezidiven.

Ist eine Inhalation mit ISCADOR® möglich?

Wir haben verschiedene Untersuchungen zur Inhalation mit ISCADOR® durchgeführt. Dabei kam der Pari-Inhalationsboy mit jeweils einer Ampulle ISCADOR® M oder Qu 5 mg spezial pro Inhalation zum Einsatz.

Um den Patienten von der Praxis unabhängig zu machen, setzen wir heute den AD-(Ampoule Direct)-Applicator der Firma Braun ein, der über jede Apotheke bezogen werden kann und ca. 2 Euro kostet.

Es handelt sich hier um einen kleinen Plastiksprühkopf mit einer Hülle, in die eine aufgebrochene Ampulle ISCADOR® eingeschoben werden kann. Dieser Sprühkopf bildet eine relativ kleintropfige Vernebelung, sodass diese Mikrotropfen gut zu inhalieren sind und für verschiedene Indikationen zur Verfügung stehen.

Wir geben die Inhalation bei Bronchialkarzinomen, die nicht operabel sind, zum anderen bei Lungenmetastasen, die zum Beispiel Hustenreiz verursachen, außerdem nach Bestrahlungsreaktionen, die nach thorakalen Bestrahlungen im Bereich der Lunge auftreten und eine eingeschränkte Atemfunktion oder Hustenreiz nach sich ziehen.

Ist eine äußerliche Behandlung mit ISCADOR® möglich?

Bei exulzerierenden Karzinomen, wie zum Beispiel beim Mammakarzinom oder aber auch bei Tumormetastasen, die im Bereich der Peripherie des Organismus aufbrechen, besprühen wir mit dem vorstehend beschriebenen AD-Applicator der Firma Braun und mit ISCADOR® M oder Qu 5 mg spezial die exulzerierende Oberfläche des Tumors. Die feintropfige Verteilung von ISCADOR® führt dazu, dass das Wachstum sistiert, die Exulzeration reduziert wird und auch der äußerst unangenehme Geruch, der davon ausgeht, deutlich zurückgeht. In Kombination mit Wecesin®-Pulver von der Weleda lassen sich so auch diese unangenehmen Ulzerationen sehr gut behandeln. Es wird jeweils eine Ampulle pro Tag als Besprühung verwendet.

Welche Erfahrungen haben Sie mit ISCADOR®-Spezialpräparaten gemacht?

Die ISCADOR®-Spezialpräparate sind heute für mich unabdingbar. Sie bieten neben einem hohen Lektingehalt alle anderen Inhaltsstoffe der Mistel in einem ausgewogenen Verhältnis, die in meinen Augen für die Krebstherapie unverzichtbar sind, wie zum Beispiel auch die Viscotoxine. Auch regen sie den Wärmeorganismus an, was insbesondere nach Chemotherapie bei vielen Krebspatienten notwendig ist. Wir setzen sie immer dann ein, wenn wir mit den Serienpräparaten nicht den erwünschten Erfolg entweder bezüglich des klinischen Ergebnisses oder der Immunstimulation erreicht haben. Bei allen metastasierenden Prozessen sind mir diese Präparate wichtig geworden, da sie schneller und stärker wirken als die »normalen« ISCADOR®-Präparate.

In der Schmerztherapie können die beim Patienten sonst notwendigen Schmerzmittel unter dieser Anwendung mindestens halbiert werden.

Vorsichtig sein muss man mit diesen relativ starken Präparaten bei sehr erschöpften Patienten oder bei solchen, die unter einem massiven Fatigue-Syndrom leiden. Hier kann die Dosierung zu hoch sein; es wird dann empfohlen, auf eine halbe Ampulle ISCADOR® spezial zurückzugehen. Die zweite halbe Ampulle darf allerdings nicht für die nächste Injektion aufbewahrt werden, da zum einen die Sterilität nicht gegeben ist und zum anderen die empfindlichen Lektine – sowohl bei geöffneter Ampulle als auch in einer Spritze aufgezogen – ihre Aktivität verlieren und therapeutisch nicht mehr zur Verfügung stehen.

Kann ISCADOR® als Infusion gegeben werden?

Prinzipiell kann ISCADOR® in allen Variationen als Infusion zugeführt werden. Zu beachten hat der behandelnde Arzt jedoch, dass dieses Medikament für eine Infusion rechtlich nicht zugelassen ist, sondern nur für die subkutane Injektion.

Jeder Arzt darf – zumindest heute noch – selbst entscheiden, welche Therapie er seinem Patienten empfiehlt. Er muss ihn in diesem Fall jedoch darüber aufklären, dass dieses Medikament zur i.v.-Applikation nicht zugelassen ist, und er muss selbst die Verantwortung dafür übernehmen, sollten entsprechende Nebenwirkungen auftreten.

Die theoretisch denkbare Nebenwirkung ist insbesondere ein anaphylaktischer Schock, da dieses Präparat ja pflanzliche

Eiweiße enthält und der Organismus darauf massiv allergisch reagieren kann.

Bei richtiger Applikation ist das Risiko jedoch relativ gering. Wir führen in unserer Praxis ca. 30 Infusionen pro Woche durch, dies jetzt seit über 20 Jahren. Wir haben in dieser Zeit lediglich drei leicht allergische Reaktionen bei unseren Patienten feststellen können, die durch Kalzium-Injektionen bzw. durch Injektion eines Antiallergikums (Tavegil®) behoben werden konnten.

Eine Praxis, die ISCADOR®-Infusionen durchführt, muss um die Allergiegefahr wissen und die entsprechenden Notfallmedikamente griffbereit vorrätig haben (Antiallergika, Cortison-Medikamente, Kreislaufmedikamente). Es ist also die Überwachung des Patienten und größte Sorgfalt gefordert.

Die Infusion wird so durchgeführt, dass als Trägerlösung eine physiologische Kochsalzlösung mit 250 ml eingesetzt wird. Die Infusionszeit sollte eine Stunde betragen.

Generell ist anzumerken, dass die Temperatur des Patienten umso mehr ansteigt, je länger die Infusion dauert. Bei einer Infusionsdauer von einer Stunde verlässt der Patient mit ca. knapp 38 °C die Praxis, was nach meiner Ansicht vertretbar ist. Eine Infusion über drei Stunden würde Temperaturen um die 40 °C provozieren, die zwar therapeutisch erwünscht erscheinen können, jedoch praktisch nicht durchführbar sind, da man nicht weiß, wie der Temperaturverlauf des Patienten weiter sein wird, wenn er die Praxis verlässt.

Infusionszeiten unter einer Stunde sollten nicht gegeben werden, weil dabei das Allergierisiko deutlich steigt.

Begonnen wird mit einer Ampulle 0,01 mg des jeweiligen Wirtsbaumes ohne Metallzusatz, der Metallzusatz verstärkt die Allergieneigung. Diese Dosierung wird jeweils zweimal gegeben, das heißt auch die zweite Infusion mit ISCADOR® wird mit 0,01 mg durchgeführt, bei der dritten wird dann auf 0,1 mg gesteigert, dies ebenfalls ein zweites Mal, und erst dann

wird höher dosiert, je nach Verträglichkeit und nach immunologischer Erfordernis.

Generell sollte eine solche Infusion nur einmal wöchentlich
gemacht werden, häufigere Anwendungen haben meist eher
eine Immundepression zur Folge, da der Organismus durch
die starke Immunstimulation überfordert wird.

Wir gehen so vor, dass jeweils zehn Infusionen verordnet
werden, wobei wir das therapeutische Ziel vor Beginn dieser
Infusionen definieren, entweder durch Bestimmung des ak-
tuellen Tumormarkers oder der immunologischen Situation.
Nach zehn Infusionen wird erneut untersucht und dann darüber entschieden, ob die Infusionen Erfolg versprechend sein
können und ob sie fortgesetzt werden.

Bei vielen Patienten werden die Infusionen regelmäßig verabreicht, bei anderen wird eine Erhaltungsdosierung gesucht,
sodass zum Beispiel nur alle 14 Tage oder alle vier Wochen eine
Infusion gemacht wird.

Die Infusionen sind auch sehr hilfreich, um eine Immunblockade zu durchbrechen. Viele Patienten reagieren anfäng-
lich sehr schlecht auf die Mistelpräparate. Bei ihnen führt eine
dreimalige Infusion zu einem Immunstoß mit einer besseren
Ansprechbarkeit, sodass nach drei Infusionen wieder auf die
subkutane Injektion übergegangen werden kann.

Während der Infusions-Zeitdauer werden die Injektionen
weiter durchgeführt, allerdings nicht am gleichen Tag wie die
Infusion.

Für mich ist die ISCADOR®-Infusion unverzichtbar geworden, weil sie bei vielen Patienten auch in einem verzweifelten Stadium eine deutlich gesteigerte Lebensqualität schafft
und bezüglich der Tumorsituation sogar Verbesserungen bis
hin zu Remissionen beobachtet werden.

Es sei allerdings noch einmal darauf aufmerksam gemacht,
dass die rechtliche Situation der Infusionstherapie mit dem
Patienten geklärt werden muss und dass nur ein Arzt, der mit

Mistelpräparaten Erfahrung hat, damit umgehen sollte. Es bedarf dabei eines gewissen Gespürs für die Dosierungsfindung. Das sollte man zunächst einmal durch die Verordnung von subkutan zu verabreichenden Mistelpräparaten erlernen, bevor man mit Infusionen beginnt.

Kann ISCADOR® bei Aszites oder beim Pleuraerguss angewendet werden?

Als Komplikation einer rezidivierenden oder metastasierenden Tumorerkrankung bildet sich Wasser sowohl im Bauchraum (Aszites) als auch im Bereich des Rippenfelles (Pleuraerguss).

In beiden Fällen muss der Erguss nach kurzer Zeit punktiert werden, weil zum Beispiel starke Atemnot eintritt oder der intraabdominelle Druck auf den Magen und den Darm so stark wird, dass der Patient nichts mehr zu sich nehmen kann.

Zu bedenken ist bei der Punktion, dass es sich nicht um Wasser handelt, sondern um eine eiweißreiche Flüssigkeit, die auch Mineralien und andere Substanzen enthält. Eine häufige Punktion des Patienten führt deshalb zu einer Schwächung des Gesamtorganismus.

Wir achten auch darauf, dass nie mehr als 2 Liter Punktionsflüssigkeit entnommen werden, da sonst der Kräfteverfall des Patienten zu stark ist und, da diese Flüssigkeit gegen einen bestimmten Druck gebildet wird, bei einer zu schnellen Druckentlastung zu viel Flüssigkeit wieder nachproduziert wird, sodass immer größere Mengen Aszites- oder Pleuraflüssigkeit entstehen.

Ein geübter Arzt kann in den Aszites- oder in den Pleuraerguss Mistelpräparate instillieren mit dem Ziel, die Produktion dieser Flüssigkeiten zu vermindern oder aber ganz zum Stillstand zu bringen.

Beim Pleuraerguss wird so vorgegangen, dass eine normale Pleurapunktion vorgenommen wird, wobei ein Rest von wenigstens 500 ml Flüssigkeit in der Pleurahöhle verbleiben soll. In diese Flüssigkeit wird dann eine Ampulle ISCADOR® Qu 5 mg spezial injiziert, aber nur bei Patienten, die vorher schon ISCADOR® subkutan erhalten haben.

Nach Entfernen der Injektionsnadel soll der Patient sich mehrfach um die eigene Achse drehen, sodass die Flüssigkeit sich in der Pleurahöhle entsprechend verteilt. In der Regel kommt es nach vier bis fünf solchen Punktionen zu einem Sistieren des Ergusses und damit zu einer deutlichen Lebensqualitätsverbesserung für den Patienten. In der Punktionsflüssigkeit kann nach Instillation von ISCADOR® ein massiver Anstieg der eosinophilen Granulozyten und der Lymphozyten nachgewiesen werden.

Eine andere Methode besteht darin, den Erguss fast vollständig zu punktieren, dann Mistel zu instillieren, um die beiden Pleurablätter miteinander zu verkleben. Hierbei kann nach der Injektion Fieber auftreten, auch Schmerzen im Bereich der Pleura. Wir geben dem Patienten in diesem Falle Paracetamol als Tabletten mit nach Hause. Mit ein bis zwei Tabletten lassen sich die Schmerzen bekämpfen. Ein Fieberanstieg ist erwünscht, wenn er nicht über 39 °C hinausgeht.

Beim Aszites haben wir insofern schlechtere Verhältnisse, als der Raum, in dem sich die Flüssigkeit verteilen kann, entsprechend größer ist. Wir machen auch hier Punktionen, indem wir nicht mehr als 2 Liter abziehen und in die verbleibende Flüssigkeit wiederum eine Ampulle ISCADOR® Qu 5 mg spezial hineinspritzen. Diese Dosierung kann individuell bis auf drei Ampullen gesteigert werden; höhere Dosierungen haben sich nicht bewährt, da es sonst zu subileusartigen Erscheinungen kommt.

In einer ganzen Reihe von Fällen konnten wir feststellen, dass die Produktion von Aszites deutlich verringert wird, in

Einzelfällen sogar sistiert und daraus auch wiederum eine deutlich bessere Lebensqualität für den Patieten resultiert.

Hat die Schmerztherapie einen Einfluss auf die Misteltherapie?

Zunächst einmal ist es unbedingt notwendig, bei jedem Patienten eine ausreichende Schmerztherapie durchzuführen. Eine ungenügende Schmerztherapie führt zu einer Stressreaktion im Organismus mit einem Anstieg des körpereigenen Cortisons und der Katecholamine mit einem gesteigerten autonomen Nervensystem. Diese Faktoren haben eine deutliche Immunsupression zur Folge, die in einer gehemmten T-Lymphozyten-Mitose und -Mobilität endet oder die Leukozyten-Mitose und Lymphokinin-Produktion und insgesamt die Phagozytose stört. Daraus resultiert wiederum die Verminderung der Interleukin-Freisetzung, der Zellimmunität und der Tumorimmunität. Wirtsabwehr und Antikörperbildung werden geschwächt. Dies alles erhöht die Empfänglichkeit für Infektionen. Tumorwachstum und Metastasierung sind die Folge. Damit ist eine Zunahme von Morbidität und Mortalität gegeben.

Betrachtet man diese Kaskade, ist unbedingt eine suffiziente Schmerztherapie durchzuführen.

Wie wir ausgeführt haben, führt die ISCADOR®-Therapie in der Regel dazu, dass die eingesetzten Schmerzmedikamente halbiert werden können, was die Nebenwirkungen für den Patienten vermindert.

Bezüglich der Wahl der Schmerzmedikamente ist darauf zu achten, dass keine Medikamente vom Diclofenac-Typ eingesetzt werden sollen, weil es sich hierbei um ein antientzündliches Medikament handelt. Der Organismus bildet um einen Tumor oder eine Metastase einen entzündlichen Randwall, er versucht mit allen zur Verfügung stehenden Abwehrzellen den Tumor oder die Metastase einzugrenzen und abzubauen. In diesem entzündlichen Randwall befinden sich die Leukozyten, Lymphozyten, eosinophilen Granulozyten und die Interleukin 2-Rezeptoren sowie weitere Abwehrzellen. Biopsien bei Labortieren zeigten, dass in diesem entzündlichen Randwall aber auch besonders viel Diclofenac zu finden ist, wenn das entsprechende Medikament genommen wird. Diclofenac ist sicher hilfreich bei einer Entzündung des Hüftgelenkes, wenn sich dort vermehrt Entzündungszellen ansetzen. Es würde aber im Bereich der Misteltherapie alles das zerstören, was immunologisch durch sie aufgebaut wird.

Deshalb sollten Schmerzmedikamente vom Novalgin®-, Tramal®- oder Valeron®-Typ verordnet werden.

11. Kombination mit Chemotherapie

Warum soll die ISCADOR®-Therapie mit Chemotherapie kombiniert werden?

Die Chemotherapie führt in der Regel zu einer Immundepression, die ausgeglichen werden muss. Das schon geschädigte Immunsystem des Patienten, das ja den Primärtumor nicht erkennen konnte, wird durch eine Chemotherapie noch mehr geschädigt. Verbleibende bösartige Zellen können somit nicht erkannt und abgetötet werden, die Prognose des Patienten ist deutlich schlechter als bei gleichzeitiger Misteltherapie.

Unter einer Misteltherapie während einer Chemotherapie kommt es zu einer deutlichen Immunstimulation und auch zu einer Stabilisierung des Blutbildes, sodass die sehr anstrengende Therapie mit den Wachstumsfaktoren für Leukozyten nicht notwendig oder nur sehr eingeschränkt notwendig ist und dem Patienten so viele Nebenwirkungen und der Krankenkasse viele Kosten erspart.

Wie schon beschrieben, führt die Misteltherapie während einer Chemotherapie zu einer deutlichen Reduktion der Nebenwirkungen wie Übelkeit, Brechreiz, Fatigue-Syndrom und Schmerzen. Weiterhin wird der Appetit normalisiert, wobei die Erhaltung des Körpergewichtes zur Krafterhaltung des Patienten ganz wichtig ist, der damit besser gegen seine Krebskrankheit kämpfen kann.

Rhythmische Vorgänge sind sehr wichtig im gesamten Organismus. Sie werden durch eine Chemotherapie oft gestört und können durch eine gleichzeitige Misteltherapie wiederhergestellt werden. Äußerlich ist dies zum Beispiel beim Wärmeorganismus oder auch am deutlich verbesserten Schlaf festzustellen.

Gibt es Untersuchungen zur Reparaturfähigkeit des Organismus unter Chemotherapie und gleichzeitiger ISCADOR®-Gabe?

Die verbesserte Reparaturfähigkeit des Organismus bei Krebspatienten ist durch etliche Studien belegt, zuletzt von Eva Kovacs (siehe Literaturverzeichnis). Kovacs hat nachgewiesen, dass durch die chemischen Karzinogene, wie sie auch Zytostatika darstellen, Defekte an dem DNA-Doppelstrang entstehen. Bei der Chemotherapie tritt als unerwünschter Nebeneffekt zusätzlich die Alkylierung der DNA-Basen auf, bei der Bestrahlungsbehandlung sind es hauptsächlich Brüche des DNA-Stranges. Die Therapie besteht in einer Reparatur des Bruches oder in einem Herausschneiden des chemisch veränderten DNA-Stranges.

Die Reparaturfähigkeit des Organismus wird unter einer gleichzeitigen Misteltherapie deutlich verbessert. Die vor der ISCADOR®-Gabe erniedrige DNA-Reparaturfähigkeit bei 65 Prozent der behandelten Brustkrebspatientinnen wurde deutlich verbessert, die Werte waren im Durchschnitt 2,7-fach höher als vor der Therapie. Ungefähr 80 Prozent der Patientinnen haben auf die Therapie angesprochen.

Wir haben weiter oben ausgeführt, dass eine verminderte Reparaturfähigkeit zu Zweitkarzinomen führen kann. Deshalb ist eine gleichzeitige Misteltherapie sinnvoll und für mich unerlässlich.

Wie wird die ISCADOR®-Therapie während Chemotherapie durchgeführt?

Im Allgemeinen lässt sich sagen, dass die Misteltherapie um eine Stufe erhöht oder verstärkt werden muss, wenn eine Chemotherapie durchgeführt wird. Wir haben beschrieben, dass es

Ausnahmen gibt, zum Beispiel bei einer lang dauernden, sehr erschöpfenden Chemotherapie; hier muss dann im Gegenteil die Serie um eine Stärke vermindert werden.

Die Injektionsrhythmen werden beibehalten, das heißt, es wird dreimal wöchentlich gespritzt, während einer Chemotherapie jedoch nicht länger als mit einer Woche Pause nach 7 bzw. 14 Injektionen. Längere Pausen führen zu einem Abfall des Immunsystems und sollten nicht gemacht werden.

Die Mistel kann am Chemotherapietag gegeben werden; bei vielen Patienten vermeiden wir jedoch diese Injektion an diesem Tag, weil er schon in der Vorstellung des Patienten stressbesetzt ist. Wir empfehlen deshalb, die Injektion am Vorabend der Chemotherapie vorzunehmen. Damit entspannen wir den Tag der Chemotherapie und geben dem Organismus genügend Zeit, die entsprechenden Zellen zu stimulieren, sodass die Chemotherapie am nächsten Tag auf einen dafür bereiten Organismus stößt.

Wie lange nach Abschluss der Chemotherapie sollte intensiv weitertherapiert werden?

Nach Abschluss einer Chemotherapie muss mindestens für ein halbes Jahr noch intensiv therapiert werden, da die Reparaturfähigkeit des DNA-Systems weiter unterstützt werden muss. Selbst bei gleichzeitiger ISCADOR®-Gabe kann es ja nicht gelingen, sämtliche DNA-Brüche oder Alkylierungen des DNA-Stranges während der Chemotherapie zu verhindern. Deshalb ist es notwendig, nach Abschluss der Chemotherapie dem Organismus noch einige Zeit zu geben, um die Reparaturfähigkeit zu steigern und die entsprechenden Schäden auszubessern. Nach sechs Monaten kann in der Regel wieder auf den normalen Injektionsrhythmus mit entsprechenden Pausen übergegangen werden, abhängig aber auch davon, wie sehr das Immunsystem durch die Chemotherapie geschädigt wurde.

Gerade nach starken Chemotherapien ist es unbedingt notwendig, ein Immunmonitoring durchzuführen, weil das alleinige Abschätzen der immunologischen Reaktionen nicht ausreicht und der Realität oft nicht entspricht. Hier sollten die weiter oben beschriebenen Immunwerte (großes Blutbild, Interleukin 2-Rezeptor, EFT-Wert) festgestellt werden.

Wie würden Sie die Erfolge der ISCADOR®-Therapie während der Chemotherapie beschreiben?

Deutliche Reduktion der Übelkeit, deutliche Verminderung des Fatigue-Syndroms, seelische und psychische Stabilisierung des Patienten bis hin zur Motivation, die Therapie erfolgreich zu Ende zu bringen. Deutliche Stabilisierung des Blutbildes mit Erhaltung eines entsprechenden Hb-Niveaus. Damit bessere Durchblutung im Tumor- oder Metastasenbereich mit besserer Zuführung der für den Tumor toxischen Substanzen an den entsprechenden Ort in Form der Chemotherapie, Hormontherapie oder Misteltherapie.

Durch die Stabilisierung des Hbs (Hämoglobins) gleichzeitig Verbesserung der Lebensqualität für den Patienten und deutlich bessere Prognose für ein Langzeitüberleben.

Empfehlen Sie Radikalfänger während der Chemotherapie?

Die Therapie mit Radikalfängern ist deshalb sinnvoll, weil freie Radikale das Immunsystem behindern. Freie Radikale sind aggressive Substanzen, die das Immunsystem und Zellmembranen schädigen und abgefangen werden müssen. Allein durch die Tumorerkrankung sind bei den meisten Patienten die freien Radikale deutlich erhöht, sie müssen evtl. durch Zusatzmedikamente auf Normalniveau gesenkt werden. Zusatzmedikamente neben der ISCADOR®-Therapie könnten in diesem Falle Vitamin E und Selen sei.

In der Regel wird empfohlen, 100 µg Selen pro Tag ohne Chemotherapie und während Bestrahlung oder Chemotherapie-Behandlung 300 µg Selen pro Tag einzunehmen.

Aber auch hier sollte die Kontrolle des Selen-Spiegels aus dem Vollblut vorgenommen werden, weil viele Patienten deutlich höhere Selen-Gaben benötigen, im Einzelfall bis zu 900 µg pro Tag. Diese hohe Dosierung lässt sich aber nur rechtfertigen, wenn der Selen-Spiegel aus dem Blut kontrolliert wird, da eine Selen-Vergiftung ein ernstes Krankheitsbild ist.

Wir können davon ausgehen, dass auch die Misteltherapie einen Radikalfänger darstellt und konnten durch Messungen zeigen, dass die freien Radikale in der Regel dadurch halbiert werden. Dies reicht in vielen Fällen aus, die freien Radikale damit schon in den Normbereich zu bekommen. Sollte dies nicht ganz ausreichen, wäre die Zusatztherapie mit Vitamin E oder Selen angezeigt.

Gibt es medizinische Gründe, ISCADOR® nicht gleichzeitig zur Chemotherapie zu geben?

Solche Gründe werden immer wieder postuliert und von Klinikern behauptet. Es gibt keinerlei Nachweis, dass eine ISCADOR®-Therapie während einer Chemotherapie den Patienten schaden, die Chemotherapie behindern oder sonst in irgendeiner Weise schädlich für den Patienten sein könnte.

Im Gegenteil gibt es eine ganze Anzahl von Studien, die nachweisen, dass die Lebensqualität des Patienten unter einer

Chemotherapie mit gleichzeitiger Misteltherapie besser ist, seine DNA-Schäden geringer sind und damit der therapeutische Benefit für den Patienten insgesamt sehr groß ist. Verzichtet man während einer Chemotherapie auf die ISCADOR®-Gabe, verschenkt man 50 Prozent der möglichen Wirksamkeit dieses Präparates!

12. Kombination mit Bestrahlungstherapie

**Warum soll die Misteltherapie auch während
der Bestrahlung gegeben werden?**

Generell gilt hier das Gleiche wie bei der Chemotherapie. Die
Misteltherapie verbessert die Reparaturfähigkeit der DNA,
die durch die Bestrahlung massiv geschädigt wird.

Auch wird die Lebensqualität unter einer Bestrahlungsbehandlung während einer gleichzeitigen ISCADOR®-Therapie
deutlich verbessert. Es gibt weniger Hautirritationen im Bereich des Bestrahlungsfeldes, auch die von einer Bestrahlung
betroffenen Umgebungsorgane, z. B. die Harnblase oder der
Enddarm bei der Bestrahlung beim Prostatakarzinom, werden
deutlich weniger geschädigt.

**Wie wird das Immunsystem von einer
Bestrahlungsbehandlung belastet?**

Untersuchungen zeigen, dass sowohl die Gesamt-Lymphozyten-Anzahl als auch die spezialisierten Lymphozyten bis hin
zu den Naturalkillerzellen unter einer Bestrahlungsbehandlung massiv leiden. Noch Monate nach Abschluss der Bestrahlung zeigt sich ein Defizit der entsprechenden immunologischen Zellen. Dies tritt jedoch nicht auf, wenn gleichzeitig eine
ISCADOR®-Therapie verabreicht wird.

Auch hier gilt, dass das geschwächte Immunsystem durch
eine Bestrahlungsbehandlung noch mehr geschwächt wird
und eine gleichzeitige ISCADOR®-Therapie diese Schwächung ausgleicht, wodurch der Patient mehr Lebensqualität
und eine bessere Prognose gewinnt.

Wie soll die ISCADOR®-Therapie während der Bestrahlung durchgeführt werden?

Die Injektion soll streng außerhalb des Bestrahlungsfeldes durchgeführt werden, im normalen Rhythmus, mit höchstens einer Woche Pause zwischen den einzelnen Serien. Auch nach Abschluss der Bestrahlungsbehandlung muss für mindestens sechs Monate intensiv weitertherapiert werden; beim Mammakarzinom kann dies auf vier Monate verringert werden, beim Prostatakarzinom, bei dem Bestrahlungen bis zu acht Wochen Dauer durchgeführt werden, ist auf eine sechsmonatige intensive weitere ISCADOR®-Therapie zu achten. Danach kann auf den normalen Injektionsrhythmus mit den normalen Pausen übergegangen werden.

Welche Erfolge werden unter der gleichzeitigen ISCADOR®-Therapie während der Bestrahlung beschrieben?

Es gibt deutlich weniger Hautreaktionen, weniger Erschöpfungssyndrom, weniger Irritation der Umgebungsorgane und deutlich weniger Probleme im Bereich der Lunge, die bei einer intensiven thorakalen Bestrahlung mit im Bestrahlungsfeld liegt und insbesondere bei älteren Patienten Probleme macht im Sinne einer sterilen Strahlenpneumonie oder einer Verschlechterung des aktiven Gewebes der Lunge im Sinne einer Strahlenfibrose.

Die Misteltherapie während der Bestrahlungsbehandlung dient auch als Radikalfänger, sodass in der Regel relativ wenig zusätzliche Medikamente gegeben werden müssen.

Begünstigt die Bestrahlung einzelner Gebiete das Tumorwachstum in anderen Tumorgebieten?

Eine Beobachtung älterer bestrahlungstherapeutisch tätiger Radiologen zeigt, dass bei einer Bestrahlung zum Beispiel der Wirbelsäule bei einem metastasierenden Mammakarzinom und Knochenmetastasen die gleichzeitig vorhandenen Lebermetastasen schneller wachsen. Dies ist wahrscheinlich Folge der gestörten Immunologie unter einer alleinigen Strahlenbehandlung. Der lokale Prozess wird dann dazu führen, die Knochenmetastasen zu festigen und eine Frakturgefährdung zu vermeiden, der Patient profitiert jedoch nicht von der Bestrahlungsbehandlung, wenn gleichzeitig andere Tumorgebiete schneller wachsen.

Es ist deshalb notwendig, gleichzeitig zur Bestrahlungsbehandlung eine Misteltherapie zu machen, und zwar in der Regel um eine Serie stärker als vor der Bestrahlung. Auch hier gilt, dass eine lang dauernde Bestrahlung zu einer Erschöpfung des Patienten führen kann und dann die Misteltherapie reduziert werden muss. Ein Immunmonitoring würde eine solche Erschöpfung anzeigen und man könnte gezielt reagieren, nicht nur durch eine bloße Abschätzung.

13. Kombination mit Antikörpertherapie und Bisphosphonaten

Kann Misteltherapie gleichzeitig zu einer Antikörpertherapie eingesetzt werden?

Einen neuen Hoffnungsschimmer in der schulmedizinischen Onkologie stellen die neuen Antikörperpräparate dar, die jetzt zunehmend zum Einsatz kommen. Der bekannteste Antikörper ist das Herceptin®, das beim Mammakarzinom gegeben wird, wenn ein bestimmter Tumorzellmarker, das HER2neu in großer Menge vorhanden ist.

Auch unter einer Antikörpertherapie gilt, dass in der Regel die Misteltherapie um eine Serie bzw. Stärke erhöht werden muss; hier würden wir aber dringend das Immunmonitoring empfehlen, insbesondere den Interleukin 2-Rezeptor, um das richtige Vorgehen abschätzen zu können.

Wie wird während der Antikörpertherapie ISCADOR® gespritzt?

Bei den Antikörpertherapien wird der normale Spritzrhythmus mit den entsprechenden Pausen eingehalten. Es sollte vermieden werden, am Tag der Antikörpertherapie zu injizieren, auch hier würden wir es wie bei der Chemotherapie am Vorabend der Infusion durchführen.

Ist eine Kombination von Bisphosphonaten und ISCADOR® möglich?

Bisphosphonate sind Medikamente, die sowohl zur Therapie der Hyperkalzämie eingesetzt werden als auch zur Therapie von osteolytischen Knochenmetastasen, da sie die Osteoklastenaktivität senken und so die Aktivität von Skelettmetastasen aufheben können, ja sogar osteolytische Metastasen in osteoplastische Metastasen verwandeln können.

Die Bisphosphonat-Therapie wird zum Beispiel mit Zometa® alle vier Wochen als Kurzinfusion durchgeführt, wobei auf die Nierenfunktion zu achten ist.

Die Patienten müssen auch darauf aufmerksam gemacht werden, dass sie eine exzellente Zahnhygiene durchführen und eine Untersuchung durch den Zahnarzt vornehmen lassen sollten. Eine mangelhafte Zahnhygiene oder entsprechende entzündliche Veränderungen im Bereich der Zähne können unter den Bisphosphonaten zu einer massiven Kiefernekrose führen.

Während der Bisphosphonat-Therapie muss die Misteltherapie ebenfalls um eine Serie oder eine Stärke gesteigert werden. Unsere Untersuchungen haben gezeigt, dass zum Beispiel Zometa® deutlich immundepressiv wirkt und den Interleukin 2-Rezeptor im Durchschnitt um 500 oder um mindestens 20 Prozent senkt. Durch eine Steigerung der Misteltherapie lässt sich diese Immundepression wieder auffangen, sodass wieder von Normalwerten ausgegangen werden kann.

Während einer Bisphosphonat-Therapie sollte die Misteltherapie regelmäßig durchgeführt werden, Pausen sollten nicht länger als eine Woche nach jeweils 14 Injektionen betragen.

Sollte die Therapie schon bei dem entsprechenden Wirtsbaum und der Serie II angelangt sein, sollte der Einsatz von den Spezialpräparaten erwogen werden.

14. Begleittherapie

Welchen Sinn hat die Begleittherapie zusätzlich zur ISCADOR®-Therapie?

Die Begleittherapie mit Medikamenten aus der homöopathischen, der anthroposophisch erweiterten oder der phytotherapeutischen Medizin und der Schulmedizin soll insgesamt dazu führen, dass die Lebensqualität des Patienten verbessert wird, seine Immunstimulation ausreichend ist und die Nebenwirkungen der eingesetzten Therapien, zum Beispiel der Chemotherapie, Strahlentherapie oder Hormontherapie, reduziert werden.

Auch werden Medikamente eingesetzt, um die oft vorhandene reaktive Depression des Patienten zu therapieren. Viele Patienten reagieren auf ihre Krebskrankheit oder auf die damit verbundene Metastasierung mit einer reaktiven Depression, da ihnen die Endlichkeit des Lebens vor Augen geführt wird und man eine solche Erkrankung sehr stark verarbeiten muss. Hier sind natürlich nicht nur medikamentöse Therapien, sondern auch andere Begleittherapien wie Gesprächstherapie oder psychotherapeutische Verfahren angezeigt, aber nicht immer notwendig. Eine starke Reaktion des Patienten kann oft mit Medikamenten aufgefangen werden.

Welche Zusatzmedikamente sind gleichzeitig zur ISCADOR®-Therapie notwendig?

Durch folgende Zusatzmedikamente möchten wir den Organismus so stärken, dass die von einer möglichen Metastasierung bedrohten Organe geschützt werden. Wir wissen, dass

der Tumor in bestimmte Organsysteme metastasieren kann, so
in die Leber, in die Lunge und in das Skelettsystem. Wir wissen auch, dass er die Fähigkeit hat, bestimmte Substanzen und
Botenstoffe auszusenden, um diese Organsysteme für eine
Metastasierung vorzubereiten, damit die entsprechenden Tumorzellen dort besser anwachsen können. Zumindest für den
Bereich der Leber ist dies nachgewiesen.

Der Sinn der Zusatzmedikamente besteht nun darin, das
Organmilieu in diesem Bereich so zu verändern, dass es den
Tumorzellen erschwert wird, dort anzuwachsen, und damit
die Metastasierungsgefahr gesenkt wird.

Vier Medikamente sind für mich unverzichtbar geworden:

1. *Hepadodoron®:* Dieses Heilmittel wirkt leberschonend und
   leberentgiftend. Es ist bei jeder Krebstherapie wichtig, da
   jede einen Vergiftungscharakter hat und die Abbaupro-
   dukte zum größten Teil über die Leber ausgeschieden werden. Außerdem leidet die Leber unter anderen Auswirkungen der Krebskrankheit, wie zum Beispiel Stauungen und
   Ödemen oder unter der Einnahme starker Schmerzmittel,
   unter Fehlernährung und Rhythmusstörungen im Bereich
   der Nahrungsaufnahme. Alle diese Faktoren muss die Leber verarbeiten und ausgleichen. Dafür ist Hepadodoron®
   hilfreich. Gleichzeitig führt es durch die Stärkung des Le-
   bermilieus dazu, dass Krebszellen in diesem Bereich besser
   abgewehrt werden können.
2. *Cerussit und Pyromorphit.* Diese beiden Medikamente werden in einer D8 als Injektion zwischen den Mistelinjek-
   tionstagen gegeben. Sie stabilisieren den Knochenstoff-
   wechsel und wirken protektiv gegen Knochenmetastasen,
   helfen, diese zu begrenzen und auch vorhandene Schmerzen bei Skelettmetastasen zu lindern.
3. *Formica D6* als Dilution: Dieses Medikament führt zu einer
   deutlichen Stärkung der Abwehrkraft der Lunge und damit

zu einer Abweisung von entsprechenden zirkulierenden Tumorzellen.

4. *Cardiodoron®*: Dieses Medikament wirkt kreislaufstabilisierend und -ausgleichend. Es hat eine ähnlich modulierende Wirkung wie die Misteltherapie. Nachweislich werden leicht erhöhte Blutdruckwerte gesenkt und niedrige Blutdruckwerte in den Normbereich zurückgebracht und so gleichzeitig eine Stabilisierung der Herzfunktion erreicht, die zum Beispiel während einer Chemotherapie mit Alkylanzien und Taxanen notwendig ist. Da das Herz insgesamt während einer Krebstherapie durch verschiedene Faktoren sehr belastet ist, gehört dieses Medikament zu den Unverzichtbaren in der Begleittherapie von Karzinompatienten.

Welche weiteren Medikamente können eingesetzt werden?

Folgende Medikamente setzen wir als Zusatztherapie bei den angegebenen Störungen ein:

1. *Scilla 10%* regt die Ausscheidungsfunktionen an und wirkt damit entgiftend.
2. *Amara®-Tropfen* werden bei Störungen der Bewegungsabläufe, bei Appetitmangel, bei Strahlenfolgeschäden an Magen und Dünndarm sowie zur Anregung und Bildung von Verdauungssäften gegeben.
3. *Weleda Balsamischer Melissengeist* ist ein einfaches Medikament bei Übelkeit und Erbrechen mit erstaunlicher Wirkung. Weiterhin Indikation zur Gabe bei Störung der Sekretionsverhältnisse im Magen-Darm-Kanal, wie sie häufig unter Chemotherapie eintreten
4. *Weleda Calendula-Essenz* hat sich sehr bewährt zur Spülung entzündeter Schleimhäute, bei verzögerter Wundhei-

lung und bei oberflächennahen Entzündungen, aber auch bei Stomatitis aphtosa unter Chemotherapie.

5. *Calendula Wundsalbe* geben wir auch bei oberflächennahen Entzündungen, bei verzögerter Wundheilung und bei Neigung zu Vereiterung im Bereich von Operationswunden oder -narben.

6. *Hypericum Auro cultum, Herba D* ist hilfreich bei funktionellen Störungen des Herz-Kreislauf-Systems und bei Depressionen, wie sie bei Tumorkrankheiten häufig auftreten. Aber auch die Anregung der Sinne, die unter der Chemotherapie häufig abgestumpft sind, ist hierfür eine Indikation.

7. *Digestodoron*® wird bei Sodbrennen, Übelkeit, Meteorismus und Durchfall verabreicht, aber auch bei Verstopfung und zum Organschutz des Darmes bei Chemotherapie oder bei Bestrahlung im Bereich des Abdomens.

8. *Combudoron*® dient zur Therapie von Verbrennungen ersten und zweiten Grades, es kann bei akuten und chronischen Strahlenschäden angewendet werden, jedoch nicht gleichzeitig zur Bestrahlung. Wie schon erwähnt, ist es auch sehr hilfreich, um die Entzündungsneigung nach ISCADOR®-Injektionen einzudämmen, kühlend zu wirken und den Juckreiz zu nehmen.

9. *Choleodoron*® wirkt bei Funktionsstörungen von Leber und Galle, wie wir sie häufig bei Chemotherapie finden, indem die Galleproduktion gesteigert und die Verdauung deutlich verbessert wird.

10. *Avena sativa comp.* wird gegeben bei Einschlafstörungen und Nervosität. Insbesondere Schlafstörungen sind unter Tumortherapie sehr häufig. Die Patienten reagieren sehr gut auf dieses Medikament, was oft eine entsprechende chemische Behandlung erspart.

Hingewiesen werden soll hier auch noch auf die Pflegeprodukte der Weleda, die für Krebspatienten sehr hilfreich sind. Durch eine antihormonelle Therapie oder durch eine Chemotherapie, aber auch eine Bestrahlungsbehandlung kommt es zu einer Flüssigkeitsverschiebung im Bereich der Haut oder der entsprechenden Organsysteme, sodass die Funktion der Haut oder der Schleimhäute gestört und eine sorgfältige Pflegebehandlung notwendig ist.

Oft finden wir auch Störungen im Bereich der Haut durch die seelische Belastung des Patienten. Gilt doch die Haut als »Spiegelbild der Seele«. Auch hier finden wir eine oft sehr trockene, schlaffe Haut, die einer vermehrten Pflege bedarf. Hierfür werden folgende Pflegeprodukte eingesetzt:

1. *EVERON®-Lippenpflege:* bewahrt die Lippen vor dem Austrocknen. Insbesondere bei Bestrahlung im Kopf-Hals-Bereich, aber auch bei anderen Indikationen wird die empfindliche Haut im Bereich der Lippen vor dem Austrocknen bewahrt und geschmeidig gehalten.

2. *Sanddorn-Pflegeöl:* Dieses wertvolle Sanddornöl und leichte Sesamöl unterstützt den natürlichen Hautstoffwechsel, hilft beim Aufbau des körpereigenen Hautschutzfilmes und reguliert das gesunde Gleichgewicht der Haut. Sanddornöl ist reich an natürlichen Vitaminen, insbesondere Vitamin E, und an essenziellen Fettsäuren.

3. *Sanddorn-Pflegemilch* hat die gleiche Indikation wie Sanddorn-Pflegeöl und wird zur großflächigen Anwendung eingesetzt.

4. *Aloe Vera-Pflegemilch* ist reich an reinen Pflanzenölen und unterstützen so das Feuchtigkeitsgewicht der Haut.

5. *Calendula-Pflegemilch* besteht aus hochwertigem Mandel- und Jojoba-Öl, unterstützt damit die natürlichen Hautfunktionen und schützt die empfindliche beanspruchte Haut.

15. Kombination mit Methoden der alternativen Onkologie

Welche Medikamente oder Therapieverfahren können zusätzlich zur Misteltherapie eingesetzt werden?

Generell können wir davon ausgehen, dass 80 Prozent unserer Patienten auf eine Misteltherapie reagieren und im Prinzip keiner weiteren Zusatztherapie bedürfen. In einem metastasierenden Stadium finden wir aber häufig, dass die Misteltherapie nicht mehr ausreichend wirkt, sodass durch Zusatzmedikamente versucht werden muss, das Immunsystem entsprechend zu stimulieren und wieder in den Normbereich zu bringen. Man kann dies dann zusätzlich mit ISCADOR®-Infusionen versuchen, die jedoch den Nachteil haben, dass sie zum einen bezüglich ihrer rechtlichen Situation schwierig sind, für die Anwendung durch den behandelnden Arzt viel Erfahrung brauchen und dass die Bildung von Mistel-Blockadestoffen dazu führen kann, dass die Misteltherapie sich noch schneller erschöpft.

Folgende Maßnahmen sind neben einer ISCADOR®-Therapie denkbar:

1. Thymus-Therapie
2. Vitamin C-Infusionen
3. Padma 28®
4. Eleu-Kokk®
5. Therapie mit Spurenelementen
6. Therapie mit Vitaminen
7. Selen-Therapie
8. Ozon-Therapie
9. Sauerstoff-Inhalationen
10. Eigenblutbehandlung

Wie kann ISCADOR® mit Thymuspräparaten kombiniert werden?

Thymuspräparate enthalten tierische Eiweiße, im Normalfall Peptide, die immunstimulierend wirken und zusätzlich eingesetzt werden können. Insbesondere mit dem Präparat Thym-Uvocal® haben wir gute Erfahrungen gemacht.

Zweimal wöchentlich wird an den injektionsfreien Tagen der Misteltherapie Thym-Uvocal® gespritzt, jeweils zehn Injektionen, also für fünf Wochen.

Auch hier muss vorher definiert sein, welcher therapeutische Effekt erreicht werden soll – im Normalfall eine bessere Immunstimulation – und nach jeweils zehn Injektionen wird erneut bestimmt, ob diese Kombinationstherapie erfolgversprechend ist.

Da die Angriffspunkte der Inhaltsstoffe von Thymuspräparaten und der ISCARDOR®-Präparate völlig verschieden sind, lassen sich diese beiden Verfahren gut kombinieren.

Bezüglich der Interleukin 6-Sekretion muss bei der Thymustherapie vorsichtig vorgegangen werden, weil leicht übersteigerte Interleukin 6-Werte auftreten können. Eine gleichzeitige Misteltherapie wirkt aber hier wiederum immunmodulierend, sodass keine reale Gefahr besteht, solange die Medikamente gleichzeitig gegeben werden.

Thymuspräparate werden von den gesetzlichen Krankenkassen nicht übernommen. Sie sind relativ teuer und ihr Einsatz muss sehr überlegt werden. Oft lassen sich diese Zusatzmedikamente vermeiden, wenn verschiedene Mistelpräparate in ihrer Reaktion beim Patienten versucht oder über den Misteldifferenzierungstest ausgetestet werden.

Kann man Vitamin C-Infusionen mit ISCARDOR® kombinieren?

Vitamin C dient als Radikalfänger und wirkt immunstimulierend. Die immunstimulierende Wirkung ist jedoch nur im Grammbereich belegt. Bei einer oralen Vitamin C-Therapie können lediglich 500 mg bis 1 g oral aufgenommen werden. Mit diesen Dosierungen lässt sich zwar eine Reduktion der freien Radikale erreichen, jedoch keine Immunstimulation.

Deshalb wird Vitamin C als Infusionstherapie durchgeführt. Entsprechende Präparate gibt es von der Firma Loges und der Firma Pascoe. Man beginnt jeweils mit 7,5 g als Kurzinfusion von mindestens 30 Minuten Dauer zur Prüfung der Verträglichkeit. Diese Verträglichkeit ist im Normalfall sehr gut, gelegentlich werden jedoch Überempfindlichkeitsreaktionen beobachtet. Wurde die erste Vitamin C-Infusion mit 7,5 g gut vertragen, wird dann ein- bis zweimal wöchentlich auf 15 g Vitamin C übergegangen. Eine mehr als zweimal wöchentliche Infusionsfrequenz trägt nicht zur weiteren Immunstimulation bei, kann aber für den Organismus belastend sein, da ihm über die Infusion eine Säure zugeführt wird.

Gelegentlich werden von Vitamin C-Präparate-Herstellern höhere Dosierungen bis 70 g Vitamin C pro Infusion empfohlen. Dieser Dosierungsempfehlung folgen wir nicht. Wir haben dabei allenfalls Nebenwirkungen gesehen, jedoch keine zusätzliche Wirkung. Als Dauertherapie scheinen uns 15 g geeignet. Auch hier gehen wir wieder so vor, dass wir zehn Infusionen zweimal wöchentlich geben und nach fünf Wochen das Ergebnis wiederum mit dem gewünschten Therapieziel vergleichen, entweder mit der Befindlichkeit des PPN oder aber mit den vorliegenden immunologischen Werten.

Vitamin C-Infusionen zusätzlich zu ISCARDOR® haben sich insbesondere zur immunologischen Stimulation bewährt, aber auch während Chemotherapie als starker Radikalfänger

oder zur Reduktion der Nebenwirkungen der Bestrahlungstherapie.

Welche Aussagen können zu Padma 28® gemacht werden?

Padma 28® ist ein tibetanisches Heilmittel, das aus sechs verschiedenen Heilkräutern in einer bewährten Mischung besteht. Die Indikation für den Einsatz von Padma 28® ist ein ge-
störtes Immunsystem, insbesondere der fehlende Anstieg des
Interleukin 2-Rezeptors oder die fehlende Verbesserung der
Immunfunktion, wie sie durch den EFT-Test festgestellt werden kann.

Eine weitere Indikation für Padma 28® besteht in einer starken Durchblutungsförderung und im Einsatz als Radikalfänger. Es wirkt zum Beispiel erheblich stärker durchblutungsför-
dernd als die auf dem Markt befindlichen Ginkgo-Präparate.

Dieses Medikament setzen wir auch ein, wenn bei einem Angehörigen eines Tumorpatienten ein reduziertes Immunsystem
festgestellt wird und die alleinige Veränderung des Lebensstils,
der Ernährungsgewohnheiten oder der Arbeitsgewohnheiten
nicht zum gewünschten Ergebnis geführt haben. Wie oben ausgeführt, würden wir zunächst nicht den Einsatz von Mistelpräparaten favorisieren, da durch den Gewöhnungseffekt – vielleicht zu einem Zeitpunkt, wo dieser spezielle Patient eine
Misteltherapie benötigen würde – dann kein entsprechendes
Medikament mehr zur Verfügung stehen würde.

Hier hat sich der Einsatz von Padma 28® bewährt. Dieses
Medikament wird in Tablettenform zweimal am Tag über einen Zeitraum von mindestens drei Monaten gegeben. Dann
wird über die erneute Immunsituation entschieden und eine
Erhaltungstherapie von zunächst einmal täglich über weitere
drei Monate durchgeführt, evtl. kann dann auf ein-, zwei- oder
dreimal wöchentliche Medikamentengabe reduziert werden.

Padma 28® allein ist nicht ausreichend zur Therapie bei Immunfunktionsstörungen bei Krebserkrankungen, zusätzlich zur ISCARDOR®-Therapie wirkt dieses Medikament jedoch sehr gut.

Es gibt eine Vielzahl von Literatur zur Funktion als Radikalfänger, zur Durchblutungsförderung und zu den immunologischen Funktionsverbesserungen. Diese kann über die Herstellerfirma bezogen werden.

Welcher Einsatz kann für Eleu-Kokk® gesehen werden?

Eleu-Kokk® ist ein Präparat aus der Taigawurzel, das stark immunstimulierend wirkt. Es ist ebenfalls wie Padma 28® nicht ausreichend stark, um ohne gleichzeitige ISCARDOR®-Therapie Immunfunktionsstörungen bei Krebspatienten zu beseitigen.

Bei ungenügender Reaktion auf Mistelpräparate kann die gleichzeitige Gabe von ein bis drei Tabletten Eleu-Kokk® pro Tag jedoch dazu führen, dass das Immunsystem sich bezüglich des Anstieges des Interleukin 2-Rezeptors und des EFT-Tests sowie der entsprechenden Parameter des Blutbildes (Leukozyten, Lymphozyten, eosinophile Granulozyten) verbessert.

Auch Eleu-Kokk® würden wir zunächst für drei Monate einsetzen, dann nach einer Erhaltungstherapie – zum Beispiel einmal wöchentlich oder im weiteren Verlauf einmal täglich und im weiteren Verlauf dreimal wöchentlich – suchen. Wichtig ist die weitere Immunkontrolle.

Wir geben dieses Präparat auch gern während einer Chemotherapie, weil es etwa zehnmal stärker als Echinacin wirkt und eine deutliche Virusprophylaxe unter einer Chemotherapie darstellt und so den Einsatz von Antibiotika deutlich reduziert.

Sind Spurenelemente bei der Therapie von Krebspatienten hilfreich?

Die Therapie mit Spurenelementen kann dann hilfreich sein, wenn das Spurenelement-Gleichgewicht durch eine Chemotherapie oder durch Faktoren, die vom Tumor selbst ausgehen, massiv gestört ist. Es gibt auf dem Markt entsprechende Spurenelement-Mischungen, die in der Regel zu einem Ausgleich des Mineralmangels führen.

Es ist nicht zu empfehlen, eine Laboranalyse der Spurenelemente durchzuführen, da diese sehr ungenau und sehr teuer ist und oft vom Patienten selbst bezahlt werden muss.

Sehr viel besser ist es, eine Therapie mit Spurenelementen einzuleiten; diese Präparate sind relativ preisgünstig. Sie werden über die normalen Körperfunktionen ausgeschieden, wenn der Speicher des entsprechenden Elementes voll sein sollte, und können somit keine Vergiftung verursachen. Deshalb sollte bei entsprechenden Störungen ohne die entsprechenden Laboruntersuchungen ein Therapieversuch unternommen werden.

Insgesamt ist die immunologische Funktion nur marginal von Spurenelementen abhängig, ein genereller Einsatz kann deshalb nicht befürwortet werden.

Was ist bei der Therapie mit Vitaminen zu beachten?

Vitamin E wird in einer Dosierung von 400 IE als tägliche Gabe von uns befürwortet, da es als starker Radikalfänger wirkt. Mit Vitamin E und Selen neben einer durchgeführten Misteltherapie sind die freien Radikale in fast jedem Fall auf Normalwerte zurückzuführen, auch wenn eine schwere Chemotherapie gemacht wird.

Da sich Studien häufen, die eine Krebsgefährdung durch hohe Vitamin E-Gaben nahelegen, würden wir die Vitamin E-

Gabe auf 400 IE pro Tag begrenzen und nicht stärker therapieren. Sollte diese Dosierung nicht ausreichen, würden wir
zusätzlich eher eine Therapie mit Vitamin C oder Zink empfehlen.

Vitaminmischungen, die Vitamin B12 enthalten, sollten kri-
tisch betrachtet werden. Eine höhere Vitamin B12-Gabe führt
zwar zu einer Besserung des Allgemeinzustandes des Patienten, kann aber auch eine Tumorprogression auslösen. Deshalb
würden sich für mich Präparate, die Vitamin B12 enthalten,
verbieten, um bei der noch unsicheren Datenlage den Patienten nicht zu gefährden.

In der Regel sind für die Nachsorge Kombinationspräparate
zu empfehlen, die Selen und die Vitamine A, C und E enthalten.

Es gibt eine wissenschaftliche Diskussion darüber, ob Präparate, die Selen enthalten, gleichzeitig Vitamin C enthalten
dürfen. Für mich gleicht das der Diskussion der Butter- und
Margarineindustrie mit ihren entsprechenden Auswirkungen.
Als Praktiker kann ich nur von Analysen ausgehen, die zeigen,
dass mit diesen Kombinationspräparaten die Selen-Spiegel
sehr gut ansteigen, sodass von einer primären Wirksamkeit
ausgegangen werden kann.

**Ist eine Selen-Therapie während einer Krebstherapie
notwendig?**

Während einer Krebstherapie tritt normalerweise ein hoher
Spiegel freier Radikale auf. Schon durch den Tumor selbst
werden freie Radikale als aggressive Substanzen gebildet, die
Zellmembranen schädigen und das Immunsystem blockieren.
Deshalb ist normalerweise eine Therapie der freien Radikale
bei jeder Krebstherapie – sei es ohne Chemotherapie oder mit
Chemotherapie, ohne Bestrahlungsbehandlung oder mit Be-

strahlungsbehandlung, ohne Hormontherapie oder mit Hormontherapie – notwendig.

Zur Therapie der freien Radikale setzen wir Selen ein, hier insbesondere Cefasel® in einer Dosierung von 100 µg pro Tag ohne Bestrahlungsbehandlung oder Chemotherapie und mindestens 300 µg pro Tag während dieser Maßnahmen. Wir führen in Abständen immer wieder Untersuchungen des Selen-Spiegels aus dem Vollblutbild durch, da insbesondere unter einer starken Chemotherapie der reale Selen-Bedarf dadurch besser abgeschätzt werden kann. Dieser liegt bei Patienten oft bis zu 900 µg Selen pro Tag. Bei einem »Normalpatienten« wäre diese Dosierung aber zu hoch und würde zu einer Selen-Vergiftung führen.

Vor allem beim Prostatakarzinom ist speziell auf den Selen-Spiegel zu achten. Es gibt wissenschaftliche Studien, die belegen, dass die Entstehung des Prostatakarzinoms oft mit einem verminderten Selen-Spiegel einhergeht. Beim jeweiligen Praxislabor ist der Normbereich für Selen zu erfragen. In der Regel soll die Selen-Dosierung im oberen Normbereich eingestellt werden. In unserem Praxislabor liegt der therapeutische Bereich zwischen 50 und 150 g/l, wir versuchen unsere Patienten bei 130 g/l einzustellen.

Kann eine Ozon-Therapie bei Krebspatienten gleichzeitig zur ISCARDOR®-Therapie durchgeführt werden?

Eine Ozon-Therapie wirkt in der Regel immunstimulierend, aber nur bei niedrigen Konzentrationen. Bei höheren Konzentrationen ist nachgewiesen, dass eine Immundepression eintritt, die natürlich bei unseren Krebspatienten nicht erwünscht ist. Weiterhin muss bedacht werden, dass eine Ozon-Therapie den Interleukin 6-Spiegel deutlich anhebt und damit den Patienten bezüglich einer Tumorprogression in eine Gefahr bringt.

Deshalb ist es nach unserer Ansicht unbedingt notwendig, zusätzlich zu einer Ozon-Therapie eine ISCARDOR®-Therapie durchzuführen. Die modulierende Eigenschaft der Mistelpräparate senkt – wie wir bereits gezeigt haben – den erhöhten Interleukin 6-Spiegel in den Normbereich, sodass dann von einer Ozon-Therapie keine Gefahr mehr ausgeht.

Bei einer höher dosierten Ozon-Therapie würden wir jedoch dringend empfehlen, den Interleukin 6-Spiegel zu kontrollieren, um keine Tumorprogression auszulösen.

Auch hier gilt wiederum, dass nach jeweils zehn Ozon-Anwendungen eine Überprüfung des klinischen Erfolges angezeigt ist und dann über eine weitere Therapie bzw. eine Erhaltungsdosis entschieden werden muss.

Sind Sauerstoff-Inhalationen während einer Misteltherapie hilfreich?

Die Inhalation von ionisiertem Sauerstoff führt zu einer besseren Durchblutung des Gewebes, damit zu einer besseren Tumordurchblutung und zu einer Verbesserung der Heranführung von Abwehrzellen, aber auch von Chemotherapie und Hormontherapie an Tumorzellen, Metastasen oder an den Primärtumor. Die O_2-Inhalation verbessert auch die immunologische Lage und vermindert die Nebenwirkungen der Bestrahlungsbehandlung.

Insbesondere bei der Bestrahlung beim Prostatakarzinom zeigen sich deutlich weniger negative Reaktionen im Bereich der Harnblase und des Rektums bei gleichzeitiger O_2-Inhalation.

Zu beachten ist, dass nur der ionisierte Sauerstoff, der entsprechend ins Gewebe eindringen kann, diese Wirkungen hat. Die normale Sauerstoff-Behandlung ohne Ionisation führt nicht zu dem gewünschten Effekt.

Die Behandlung wird so durchgeführt, dass der Patient bei gleichzeitiger ISCARDOR®-Therapie zehnmal nacheinander, das heißt täglich, eine 30-minütige O_2-Inhalation erhält. Diese Inhalation ist nach zehn Anwendungen beendet, sie wirkt im Durchschnitt für drei Monate. Unter einer lang andauernden Chemotherapie sollte eventuell schon nach acht Wochen mit einer Wiederauffrischung mit wiederum zehn Anwendungen begonnen werden.

Die O_2-Inhalation ist für uns während einer Chemotherapie oder Bestrahlungsbehandlung unverzichtbar geworden, da sie zusätzlich zur ISCARDOR®-Therapie deutlich immunstimulierend wirkt und die Nebenwirkungen der genannten Therapien wesentlich verringert.

Passt eine Eigenblutbehandlung zur ISCARDOR®-Therapie?

HP OEL

Die Eigenblutbehandlung ist eine uralte homöopathische Methode, die seit vielen Jahrzehnten angewendet wird und zur zusätzlichen Immunstimulation bei einer ISCARDOR®-Therapie vorgenommen werden kann.

Das Prinzip beruht darauf, dass eine bestimmte Blutmenge intravenös abgenommen wird und anschließend, entweder ohne oder mit Zusatzmedikamenten vermischt, intramuskulär reinjiziert wird.

Hierbei handelt es sich um eine sogenannte Umstimmungsbehandlung, das heißt, der Körper reagiert mit einer deutlichen Immunstimulation, aber auch mit einer Verbesserung einer allergischen Situation, sodass diese Methode auch bei Allergien, zum Beispiel bei einer Pollenallergie, angewendet werden kann.

Es stehen verschiedene Methoden zur Verfügung:

1. Entnahme von 0,5 bis 2 ml Blut venös und Reinjektion intramuskulär. Die entnommene Blutmenge wird fortlaufend gesteigert, bis nach der zehnten Blutentnahme das Maximum von 2 ml erreicht ist.

2. Es wird in gleicher Weise verfahren, das Blut wird jedoch mit UV-Strahlen behandelt. Dies scheint eine deutlichere Immunstimulation hervorzurufen.

3. Gleiches Verfahren wie oben beschrieben, jedoch Vermischung des entnommenen Blutes mit homöopathischen oder anthroposophischen Medikamenten, wie z.B. Lachesis oder Echinacin. Auch hier kann die Wirkung der Therapie verstärkt werden.

Die Eigenblutbehandlung ist eine preisgünstige Methode, die zu einer deutlich verbesserten Immunstimulation führt und relativ einfach durchzuführen ist.

Aber auch hier gilt der Grundsatz, dass vor der Therapie ein Immunmonitoring vorgenommen werden sollte. Nach zehnfacher Anwendung werden die Werte kontrolliert und entschieden, ob die Behandlung wiederholt werden soll oder ob eine Erhaltungstherapie Erfolg versprechend erscheint oder ob es bei einer alleinigen Anwendung bleiben kann. Dies ist bei jedem Patienten verschieden und einzeln zu prüfen.

16. Ernährung

Lassen sich generelle Richtlinien für die Ernährung eines Tumorpatienten formulieren?

Generell muss festgehalten werden, dass es um die Sensibilität des Patienten geht: Was tut mir gut?

Viele Menschen haben heute diese Sensibilität auf allen Gebieten verloren, sei es in Bezug auf den Konsum von Alkohol, von bestimmten Nahrungsmitteln bis hin zum Fernsehkonsum oder aber auch auf die extreme Bräunungssucht im Urlaub, durch die auch heute noch Sonnenbrände auftreten, obwohl überall vor den Gefahren des Melanoms oder der verschiedenen Hautkrebse gewarnt wird.

Es geht also darum, die Sensibilität des Patienten wieder für das zu stärken, was ihm individuell guttut. Es kann sehr immunstimulierend sein, ein Pfeffersteak mit einem Glas Rotwein in einer fröhlichen Runde zu konsumieren, und es kann immundepressiv sein, als Einziger in der gleichen Runde vor einem Vollkornbratling mit Mineralwasser zu sitzen.

Es kommt immer auf die Situation an, in der der Patient sich befindet. In einer fröhlichen Runde, in der zum Beispiel bei einer Geburtstagsfeier Prosecco ausgeschenkt wird und der krebskranke Patient zum Orangensaft greift, obwohl er gern mitmachen würde, kann möglicherweise eine peinliche Stille in der Runde aufkommen und in diese Stille hinein manche Äußerung fallen, die massiv immundepressiv auf den Patienten wirken könnte, wie zum Beispiel die Bemerkung, dass Frau X. ja das gleiche Karzinom gehabt habe und gerade daran gestorben sei. Es gibt kein »Fettnäpfchen«, in das Freunde, Bekannte oder andere Menschen in einer solchen Situation nicht hineintreten. Dann ist es sicher weniger schädlich für

den Patienten, ebenfalls am Prosecco zu nippen und nichts erklären zu müssen.

Genauso muss bei den Diäten darauf geachtet werden, in
welcher Tumorsituation sich der Patient befindet. Ernährungsrichtlinien unter Bestrahlungsbehandlung oder unter
Chemotherapie sind sinnlos, wenn sie dazu führen, dass der
Patient, der in seinem Appetit und Essverhalten ohnedies
durch die Therapie schon gestört ist, durch diese starren Ernährungsrichtlinien noch mehr in seinem Wohlbefinden ge-
hemmt wird. Hier wäre es sehr viel sinnvoller, ihm an Ernährung das zu gönnen, was ihm tatsächlich Appetit macht und
wodurch es ihm gelingt, sein Körpergewicht und damit seine
Körperkraft und seine Kraft im Kampf gegen die Tumorerkrankung zu stählen bzw. zu erhalten.

Welche Ernährungsrichtlinien würden Sie bevorzugen?

Wir empfehlen unseren Patienten eine Diät, die fleischreduziert, zuckerreduziert, alkoholreduziert, fettreduziert ist und
möglichst wenig Nachtschattengewächse umfasst.

Über den Fleischkonsum kommen relativ viel Karzinogene
in den Körper des Patienten hinein, die Verdauung von
Fremdeiweiß stellt den Organismus vor eine größere Verdauungsleistung, als das bei anderen Nahrungsmitteln der
Fall ist. Der Alkoholkonsum ist ein Risikofaktor für die Entstehung von vielen Karzinomen; er belastet die Leber, die
vielleicht schon von einer Metastasierung bedroht ist, und
kann ihr Mikromilieu in der Weise negativ verändern, dass
Metastasen leichter andocken können. Zucker führt insgesamt zu einem veränderten Stoffwechsel, der das Wachstum
von Tumorzellen begünstigt. Über den Fettkonsum werden
Karzinogene aufgenommen. Wie wir gesehen haben, führt
Übergewicht auch zu einer Bildung von Östrogenen, was bei

vielen Tumorpatientinnen einen weiteren Risikofaktor darstellt.

Warum sollen keine Nachtschattengewächse konsumiert werden?

Rudolf Steiner hat mehrfach Nachtschattengewächse (insbesondere Tomaten, Kartoffeln und Auberginen) als giftig für
den Organismus bezeichnet, die deshalb nicht für den Krebspatienten geeignet seien. Es würde den Rahmen dieses Buches
sprengen, die Erklärung der anthroposophisch erweiterten
Medizin zu geben, warum die Nachtschattengewächse auf den
Organismus giftig wirken. Es gibt jedoch zwei Beobachtungen, die durch Studien erhärtet sind:

1. Wenn mehr als 50 Mahlzeiten pro Jahr konsumiert werden,
   die Tomaten in irgendeiner Form, auch als Tomatenmark-
   zusatz, enthalten, steigert sich das Krebsrisiko um 30 Prozent.
2. Eigene Beobachtungen während meiner Dissertation haben
   gezeigt, dass das Tumorgewicht von Tumoren bei Labortieren, zum Beispiel tumortragenden Ratten, sich in kurzer
   Zeit verdoppelt, wenn eine überwiegende Kartoffelernäh-
   rung durchgeführt wird.

Diese beiden Beobachtungen lassen mich unabhängig von den
Hinweisen Rudolf Steiners dazu kommen, meinen Tumorpatienten zu empfehlen, Nachtschattengewächse in ihrer Ernährung deutlich zu reduzieren. Insbesondere auf die Tomaten
sollte verzichtet werden. Sie können leicht in der Ernährung
ersetzt werden. Bei den Kartoffeln sind insbesondere die
neuen, frischen Kartoffeln giftig, bei eingelagerten Kartoffeln
kann eine Ausnahme gemacht werden.

Diese Ernährungsvorschläge sind als *Hinweise* gedacht. In individueller Situation kann davon abgewichen werden, zum Beispiel, wenn der Patient eine Reise oder einen Erholungsurlaub macht. Dann sollte wirklich auch die Sensibilität wieder zum Einsatz kommen: Was tut mir gut? Und damit kann auch während eines Urlaubs die Ernährung völlig verändert werden. Eine solche Veränderung kann ja auch wiederum positive Reaktionen beim Patienten hervorrufen, da ja der Sinn des Urlaubs gerade darin liegen soll, den häuslichen Tapeten zu entfliehen und alles anders zu machen, als man es sonst zu tun gewohnt ist.

Ist Alkohol während einer Krebstherapie erlaubt?

Man sollte den Routinealkohol, das heißt das tägliche Glas Wein oder Bier, dringend meiden, weil es zu einer deutlichen Belastung der Leber führt. Von starken Alkoholika wie Wodka oder Schnäpsen sollte ganz Abstand genommen werden. Ein mäßiger Alkoholgenuss im Rahmen eines guten Essens oder einer Feier ist hingegen erlaubt, weil es eher die Lebensgeister weckt und über die Anregung der Sinne zu einer besseren Immunstimulation führt.

Welche Fette sollen bei Tumorpatienten eingesetzt werden?

Zu empfehlen ist eine fettreduzierte Diät, um die Resorption von Karzinogenen zu vermeiden, die oft fettlöslich sind. Damit würde der Organismus entlastet, der diese Karzinogene ja wieder ausscheiden oder ihre Auswirkungen wieder reparieren muss. Außerdem sei noch einmal auf das Gewicht hingewiesen, Übergewicht schafft deutliche Zusatzprobleme bei vielen Tumorerkrankungen.

Es sollten insbesondere qualitativ hochwertige, biologisch hergestellte Öle verwendet werden, die für den Organismus leichter aufschließbar sind und ihn nicht weiter belasten.

Wie steht es mit der Verwendung von Obst und Gemüse in der Ernährung?

Die Ernährung des tumorkranken Patienten sollte möglichst frisch sein, das heißt, es sollten häufig frisches Gemüse, Salate und jahreszeitlich verschiedene Obstsorten zu sich genommen werden. Dabei ist aber auch darauf zu achten, in welcher Tumorsituation sich der Patient befindet.

Während einer Therapie mit Chemotherapeutika oder einer Bestrahlung im Magen-Darm-Kanal muss die Ernährung leicht aufschließbar sein, wenig gewürzt im Sinne von scharfen Gewürzen wie Pfeffer, Paprika und Curry und sehr leicht verdaulich, das heißt fettarm und nicht scharf gebraten, sondern meistens gedünstet. Hierbei sollte auch auf zu viel frische Salate und Obst verzichtet werden, da es einer großen Verdauungsleistung bedarf, diese Stoffe abzubauen. Durch sie kann der Organismus in diesen speziellen Fällen noch mehr belastet werden.

Generell ist aber der Verzehr von Obst und Gemüse wegen der entsprechenden Inhaltsstoffe sehr notwendig. Dabei muss auf die Qualität dieser Nahrungsmittel geachtet werden. So sind belastete Obst- und Gemüsesorten zu vermeiden und eine entsprechende Demeter-Qualität zu bevorzugen.

Welche Ernährungsrichtlinien würden Sie empfehlen?

Wir empfehlen eine lakto-vegetabile Kost, die aus einer bunten Vielfalt von Gemüsen, Früchten, Vollkorn- und Milchprodukten besteht und einer wenig belastenden Ernährung ent-

spricht, die arm an Fett, Eiweiß und Schadstoffen ist, jedoch
reich an Ballaststoffen und Vitaminen sowie wichtigen Spurenelementen. Auf die Qualität der Nahrungsmittel ist besonders zu achten, wenn möglich sollte auf biologische oder
auf Demeter-Produkte zurückgegriffen werden, um den Organismus vor einer zusätzlichen Schadstoffbelastung zu bewahren.

Wichtig ist eine ausreichende Flüssigkeitszufuhr, da sie die
Ausscheidungsprozesse anregt und zum Beispiel auch während einer Chemotherapie dazu verhilft, dass Schadstoffe vermehrt ausgeschieden werden.

Unbedingt vermeiden sollte man Tabakwaren, Alkohol in
größeren Mengen, Fleisch von Masttieren, Wurstwaren, Ge-
räuchertes und Gepökeltes sowie chemisch gedüngte, ge-
spritzte oder behandelte Nahrungsmittel. Folgende Lebens-
mittel sollten reduziert werden: tierische Fette aller Art, fetter
Käse, Weißmehlprodukte und Zucker in jeder Form, auch in
Säften, weiterhin scharfe Gewürze wie Pfeffer, Paprika und
Curry, stattdessen alle Kräuter.

An Kohlenhydraten werden Dinkel, Weizen, Roggen, Gers-
te, Hafer, Hirse, Reis und Mais empfohlen. Bei den Gemüsen
würden wir Karotten, Spinat, Grünkohl, Mangold und Fen-
chel den Vorzug geben. Beim Eiweiß würden wir vorwiegend
pflanzliches Eiweiß wie Nüsse, Sojaprodukte, Hülsenfrüchte
und Milchprodukte wie Sauermilch, Quark, Kefir und Joghurt
empfehlen.

Phytoöstrogene dienen zur Normalisierung des Hormon-
haushaltes und sind günstig bei Karzinomen der Mamma, der
Gebärmutter sowie der Prostata. Diese Phytoöstrogene sind
besonders in Sojaprodukten enthalten.

Empfehlen Sie bestimmte Tumordiäten?

Bestimmte Tumordiäten können nicht empfohlen werden, da sie meistens Einseitigkeiten enthalten und die schon beim Tumorpatienten vorhandene Starre noch mehr verstärken. Wenn man den deutschsprachigen Raum überschaut, haben wir fast 600 Bücher über Tumor und Ernährung. Was in dem einen Buch massiv empfohlen wird, ist in einem anderen streng verboten, sodass hier eine große Verwirrung herrscht.

Die im letzten Punkt genannten Ernährungshinweise sind hinreichend und können durch individuelle Strategien nicht weiter verbessert werden.

Welche Nahrungsbestandteile gelten als tumorzellhemmend?

Knoblauch, Brokkoli, Grünkohl, Soja, Karotten und Getreide haben Bestandteile, die tumorzellhemmend wirken können.

Welche Nahrungsmittel können als Radikalfänger eingesetzt werden?

Insbesondere Knoblauch, Brokkoli und Grünkohl können Radikalfänger vermindernd wirken.

Welche Nahrungsmittel gelten als immunstimulierend?

Hier können insbesondere Brokkoli und Grünkohl genannt werden, auch Sojaprodukte und Karotten.

17. Schmerztherapie

Was muss bei der Schmerztherapie und gleichzeitiger ISCADOR®-Therapie beachtet werden?

Wie schon ausgeführt, versucht der Organismus einen entzündlichen Randwall um Metastasen und Tumore zu legen. Darin befinden sich alle beschriebenen Abwehrzellen; diese würden durch eine Schmerztherapie mit Medikamenten vom Diclofenac-Typ zerstört. Von diesen Schmerzmitteln sollte deshalb Abstand genommen werden. Zum Einsatz kommen können Medikamente wie Novalgin®, Tramal® oder Valeron® bzw. die von diesen Medikamenten abstammenden Generika.

Die meisten Patienten mit einer Krebserkrankung haben zumindest im fortgeschrittenen Stadium sehr starke Schmerzen. Sie brauchen zusätzlich zu ihrer Kausaltherapie eine ausreichende medikamentöse Schmerztherapie, die sich nach einem Stufenschema orientieren sollte. Ziel sollte eine für den individuellen Patienten akzeptable Schmerzreduktion mit erträglichen Nebenwirkungen sein. Viele Patienten tendieren dazu, Schmerzen aus Angst vor den Schmerzmedikamenten auszuhalten. Wir haben dargelegt, dass dies nicht vertretbar erscheint, da über eine Ursache-Wirkungs-Kaskade eine ungenügende Schmerztherapie zu einer verminderten Immunität und zum weiteren Tumorwachstum führt. Damit würde die Haltung, keine Schmerzmedikamente einzusetzen, zu einem Nachteil des Patienten werden.

Grundsätzlich sollten die Medikamente zu einem festen Zeitpunkt gegeben werden. Es hat sich gezeigt, dass deutlich weniger Schmerzmedikamente gebraucht werden, wenn sie regelmäßig und nicht nur bei Bedarf eingenommen werden. Es ist nämlich erheblich mehr medikamentöse Therapie erforderlich, wenn sogenannte Schmerzspitzen überwunden werden müssen.

Generell ist davon auszugehen, dass 75 Prozent der Schmerzen tumorbedingt sind, also durch den Tumor oder durch Metastasen ausgelöst werden. 25 Prozent sind therapiebedingt als Folge von Operation, Chemotherapie, Hormontherapie oder Bestrahlungsbehandlung. Aus diesen Therapien folgen Neuralgien, Phantomschmerzen, Ödeme und Fibrosen.

Somatische Schmerzen entstehen durch Knochenmetastasen, insbesondere über endogene Schmerzmediatoren wie Radychinin, Serotonin und Prostaglandin.

Viszerale Schmerzen entstehen durch Kapseldehnung infolge Volumenzunahme oder Dehnung innerer Organe, sie sind meist kolikartig.

Neuropathische Schmerzen entstehen durch Tumorkompression oder Tumorinfiltration von Nerven oder sind radiatiobedingte Plexopathien. Diese Schmerzen werden als brennender Dauerschmerz oder als blitzartige Schmerzattacke beschrieben.

Welchen Stellenwert haben die Morphiumpräparate in der Schmerztherapie?

Die Morphinpräparate sind heute oral oder als subkutane Injektionen sowie als transdermale Opoidanwendungen zu erhalten und führen bei 90 Prozent der Patienten zu einer entsprechenden Schmerzreduktion und damit zu einer befriedigenden Schmerztherapie.

Die Nebenwirkung dieser Therapie im Sinne einer Obstipation können durch Verstärkung der Trinkmenge und durch die Gabe von Laxanzien oder Laktulose angegangen werden. Übelkeit und Erbrechen lassen sich durch entsprechende Medikamente beherrschen. Zunächst sollten Digestodoron® und

Nux vomica D4 eingesetzt werden, ebenfalls Choleodoron®. Sollten diese Medikamente nicht ausreichen, muss auf Metoclopnamid, Scopolamin oder Ondasentron übergegangen werden.

Zu beachten ist, dass die morphinhaltigen Präparate zu einer Immundepression führen. Sollte in diesem Stadium, in dem der Patient sich befindet, wenn er diese Medikamente benötigt, eine Immunstimulation notwendig erscheinen, muss die Misteltherapie entsprechend angepasst, das heißt in der Regel um eine Stärke oder Serie höher dosiert werden.

Auch hier ist zu bedenken, dass sehr erschöpfte Patienten durch eine zu hohe Misteltherapie überdosiert werden können und hier eher eine Mistelreduktion erfolgen muss.

Was ist zum Einsatz von Antidepressiva zu sagen?

Bei neuropathischen und brennenden Dauerschmerzen werden trizyklische Antidepressiva verwendet. Bei blitzartig einschießenden neuropathischen Schmerzen sieht man auch gute Erfolge durch die Gabe von Carbamacepin.

Auch hier handelt es sich um immundepressive Medikamente, die einer Anpassung der Misteltherapie bedürfen. Es ist zu prüfen, ob durch den Einsatz von pflanzlichen Medikamenten wie Hypericum Auro cultum D2 oder durch Johanniskraut-Präparate wie Neuroplant® oder Felis® nicht auch ein Erfolg zu erzielen ist.

Auch Cortisonpräparate werden zur Schmerztherapie eingesetzt. Wie vertragen sie sich mit der Misteltherapie?

Corticosteroide werden bei Patienten mit Nerven- und Weichteilkompression, Leberkapselspannung, Ödemen und Knochenmetastasen verabreicht, ebenfalls bei Gehirnmetastasen. Die Wirkung beruht auf einem antiphlogistischen Effekt. Gleichzeitig wirkt Dexametason appetitsteigernd, euphorisierend und analgetisch.

Auch hier gilt zu beachten, dass eine gleichzeitige Misteltherapie durch den immundepressiven Effekt der Corticosteroide erschwert wird. Deshalb muss geprüft werden, ob eine Immunstimulation in diesem Stadium noch einen Sinn hat.

18. Psychotherapie, Gesprächstherapie, Meditation und verwandte Methoden

Ist eine Psychotherapie bei einer Krebskrankheit notwendig?

Eine Psychotherapie kann bei einer Krebserkrankung notwendig sein, wenn man zu der Auffassung gelangt, dass der Patient in der Vergangenheit durch massive psychische Belastungen und im Sinne der Psychoneuroimmunologie so viele gravierende Faktoren angesammelt hat, dass er allein und nur durch den »gesunden Menschenverstand« mit den Problemen nicht zurechtkommt. Allerdings muss er für eine Psychotherapie auch entsprechend belastbar sein, weil dadurch ja bis dahin vielleicht unbewusste Schwierigkeiten aufgedeckt werden. Die Bearbeitung solch schmerzhafter Prozesse aus der Vergangenheit mit Hilfe eines Therapeuten setzt eine entsprechende Stärke voraus, um die aus dem Unterbewusstsein auftauchenden Ereignisse verarbeiten zu können.

Nicht in jeder Phase einer Krebstherapie ist der Patient stabil genug, eine solche Belastung zu ertragen. Für eine akute Tumorbehandlung stellt deshalb die Psychotherapie in meinen Augen eine Kontraindikation dar. Im weiteren Verlauf der Erkrankung kann sie beim einzelnen Patienten hilfreich sein und durch die Aufarbeitung pathologischer und belastender Faktoren zu einer deutlichen Verbesserung des Immunsystems beitragen.

Insbesondere der EFT-Test reagiert auf psychoneuroimmunologische Belastungen. Dabei kann ein EFT-Test von 2 (gut) leicht auf 4 oder 5 (ausreichend bis mangelhaft) absinken. Es ist deshalb bei der Beurteilung immunologischer Werte stets nach der seelischen Konstitution des Patienten zu fragen.

Ist eine Gesprächstherapie hilfreich?

Eine anthroposophisch erweiterte Krebstherapie muss eine Gesprächstherapie mit beinhalten. Es genügt nicht, nur eine Misteltherapie anzusetzen und eventuell zusätzlich einige Begleitmedikamente zu verabreichen. Das Gespräch mit dem Patient ist unabdingbar, muss aber nicht immer den Umfang einer vollgültigen Gesprächstherapie erreichen.

Dem Patienten muss Hilfestellung gegeben werden für die Probleme, die sich im Zusammenhang mit seiner Krebskrankheit und mit seiner Therapie ergeben. Viele Patienten sind zunächst hilflos, wie sie sich der veränderten Situation bezüglich ihrer Gesundheit, ihres Arbeitsplatzes oder aber auch familiären Strukturen gegenüber verhalten sollen. Hier können kurze Gespräche mit dem behandelnden Arzt genauso hilfreich sein wie eine ausführliche Gesprächstherapie.

Es verbleibt dem behandelnden Arzt zu entscheiden, in welchem Umfang diese Gespräche geführt werden.

Ist die Selbstregulation nach Grossarth-Maticek zu empfehlen?

Dieses Selbstregulationstraining können wir uneingeschränkt empfehlen. Wir haben schon dargelegt, dass die Selbstregulation ein Faktor ist, der die Überlebenszeit des Patienten merklich beeinflussen kann und durch eine gleichzeitig durchgeführte Misteltherapie mit beeinflusst wird.

Grossarth-Maticek hat das Konzept der systemischen Epidemiologie entwickelt, die die Wechselwirkung unterschiedlicher Risikofaktoren erforscht, insbesondere die Dynamik zwischen physiologisch-organischen Bedingungen (genetische Veranlagung, Umweltfaktoren, Organvorschädigung, Fehlernährung usw.) und psychosozialen Faktoren (soziales Um-

feld, Stress, Hoffnungslosigkeit, Angst usw.) sowie verschiedenen Therapiemaßnahmen (konventionell, komplementär, psy-
chotherapeutisch). Ein besonderes Interesse der systemischen
Epidemiologie gilt der Selbstregulation. Gemeint ist damit die
Fähigkeit des Menschen, durch Eigenaktivität Wohlbefinden
und inneres Gleichgewicht, eine bedürfnisgerechte Anregung,
Kompetenzgefühl und Kontrolle von Stresssituationen zu erreichen. Es geht hierbei ausdrücklich nicht um Wellness, sondern kommt vordringlich auf die Eigenaktivität und auf die
bedürfnisgerechte Anregung und Stimulation verschiedener
Faktoren an, die auch sozial verträglich durchgeführt werden
sollen. Mit einem speziell entwickelten Fragebogen lassen sich
bei gesunden und kranken Probanden verschiedene Grade
(1 bis 6) dieser Selbstregulation erfassen.

Im Literaturverzeichnis finden sich Angaben über die
Selbstregulation.

Wie kann man die Selbstregulation beschreiben?

Nachdem man seinen individuellen Ausgangspunkt anhand
von Fragebögen erstellt hat, führt die Arbeit an der eigenen
Selbstregulation dazu, dass sich mit der Zeit ein inneres
Gleichgewicht einstellt. Negative Hemmungen zum Beispiel
werden reduziert und treten immer seltener auf, die Emotio-
nen und das rationale Denken werden in Einklang und in einen Zusammenhang gebracht und bestimmen nicht mehr isoliert das Leben.

Für viele Krebspatienten ist es wichtig, die Fähigkeit zu entwickeln, sich selbst zu beobachten, für sich selbst zu sorgen
und sich als Individuum zu achten. Durch die Arbeit an der
Selbstregulation werden schwierige Situationen gut bewältigt,
wodurch eine persönliche Befriedigung erreicht und das allge-
meine Wohlbefinden verbessert wird.

Im körperlichen Bereich führt die Selbstregulation zu einer Verbesserung der Ernährung, was wiederum eine günstigere Prognose der Krebserkrankung zur Folge hat. Da der Patient mehr auf sich achtet, wird auch sein Alkohol- und Nikotinkonsum abgebaut, der Verbrauch von Medikamenten reduziert. Auch das Erschöpfungssyndrom, das viele Patienten massiv belastet, wird durch die Regelmäßigkeit der Übungen deutlich reduziert.

Sind Visualisierungsübungen nach Simonton sinnvoll?

C. O. Simonton ist ein amerikanischer Psychoonkologe, der vor Jahrzehnten ein Visualisierungsprogramm aufgebaut hat, das zu erstaunlichen Überlebenszeiten führt. Die Idee dabei ist, innere Bilder aufzubauen, zum Beispiel die körpereigenen Abwehrzellen zu meditieren, denen man ein martialisches Bild zuordnen kann, und sich vorzustellen, wie sie auf Tumorzellen losgehen, diese abtöten und aus dem Körper werfen.

Nun hat zuletzt Gerald Hüther dargestellt, wie gerade innere Bilder zu einer Regulation innerer Vorgänge führen können. Die Form innerer Bilder bestimmt eine Menge neurophysiologischer Abläufe in unserem Organismus und ist zur Regulation auch von Immunvorgängen unabdingbar. In den Visualisierungsübungen von C. O. Simonton wird dem Patienten eine Methode gelehrt, wie er durch Meditation sein Immunsystem und bestimmte Immunzellen aktivieren kann, wie er lernt, auf einen sogenannten inneren Ratgeber zu hören, und wie er sich auch wappnen kann gegen Rückschläge, die in einer Tumortherapie leider oft vorkommen.

Dieses Verfahren wird heute von vielen Therapeuten in Einzeltherapie und Gruppensitzungen angewendet. Viele Volkshochschulen bieten inzwischen solche Einführungskurse an. Wir haben gerade beim Mammakarzinom erlebt, dass der Ein-

satz dieser Visualisierungsübungen zu einer deutlichen Verlängerung der Überlebenszeit führt gegenüber den Patientinnen, die diese Therapie nicht durchführen.

Kann autogenes Training hilfreich sein?

Autogenes Training stellt ein Entspannungsübungsverfahren
dar, das dann hilfreich ist, wenn der individuelle Patient dazu
ein Verhältnis findet. Jegliche Entspannungsmaßnahme führt
dazu, dass Stresshormone im Körper abgebaut werden und
über die Reduktion des körpereigenen Cortisons die Immunsituation des Patienten verbessert werden kann.

Das autogene Training ist auch deshalb eine hervorragende
Methode, weil es in relativ kurzer Zeit durchgeführt werden
kann. Durch Übungen, die zum Teil nur wenige Minuten dauern, kann der Stress immer dann abgebaut werden, wenn er
entsteht. Es ist zum Beispiel nicht sehr hilfreich, einen Stress-
abbau erst abends nach einem vollen Arbeitstag zu beginnen,
wenn dieser Stress schon den ganzen Tag auf den Organismus
eingewirkt hat. In Arbeitspausen in wenigen Minuten eine
Stressreduktion durch autogenes Training zu bewirken, stellt
eine sinnvolle Methode dar, bedarf aber einiger Übung.

Auch hier gibt es bei Therapeuten, Ärzten und in Volkshochschulen die entsprechenden Kurse.

Sind östliche Entspannungsmethoden, wie zum Beispiel Tai-Chi, sinnvoll?

Hier gilt das Gleiche wie beim autogenen Training. Tai-Chi
kann entweder als umfassende Therapie für Leib, Seele und
Geist durchgeführt werden, muss aber von einem erfahrenen
Therapeuten gelehrt und vom Patienten über lange Zeit geübt

werden. Einzelne Übungen, wie zum Beispiel die Atemübungen, können jedoch auch isoliert erlernt werden. Diese Atemübungen, die auch in kurzen Arbeitspausen gemacht werden können, führen ähnlich wie das autogene Training zu einer Entspannung. Auch hier ist der Aspekt wichtig, dass der Stress abgebaut werden kann, sobald er entsteht.

Welche Therapieformen umfasst das Psychotraining nach Wagner?

Dieses Psychotraining ist in meinem Buch »Krebs – den Lebensfaden wiederfinden« ausführlich geschildert, es sei hierzu auf das Literaturverzeichnis verwiesen.

– Kurz zusammengefasst beinhaltet dieses Programm zunächst eine Analyse der eigenen Krebsbedrohung, um sich selbst klarzumachen, wie nahe einem die Krankheit schon gekommen ist und wie stark sie die körperliche, seelische und geistige Integrität bedroht.
– Zweiter Bestandteil der Therapie ist ein Verfahren, um Beziehungen zu klären, das heißt, ein Beziehungsdiagramm der Familie und der Umwelt, insbesondere auch des Arbeitsplatzes, aufzustellen. Daraus wird deutlich, welche Beziehungen für einen positiv, welche problematisch und welche negativ belastend sind, und man kann versuchen, sie zu ordnen und zu klären und sie, falls sie belastend und nicht klärbar sind, notfalls zu beenden.
– Drittes Therapieziel ist, neue Ziele zu definieren, was insbesondere Krebspatienten sehr schwerfällt, da sie oft nur von der einen zur anderen Nachsorge leben bzw. warten und das Leben vergessen. Jeder von uns hat Ziele für das nächste Wochenende, für die nächsten Ferien, für die großen Sommerferien. Es ist wichtig, solche Ziele zu haben, weil sie das

Leben in eine bestimmte Richtung bringen, aufbauend und durch die Vorfreude auch positiv stimulierend auf das Immunsystem wirken.

– Viertens werden bestimmte Visualisierungsübungen vorgeschlagen, die gezielt auf die jeweilige Situation des Patienten ausgerichtet sind.

– Fünftens wird eine Ausdauersportart wie das Nordic Walking empfohlen, weil eine Bewegungstherapie milder Art ebenfalls eine Immunstimulation bewirkt.

– Gezielt wird eine Grundentspannungsübung vor alle Übungen gestellt, um dem Patienten die Entspannung beizubringen und ihn sich für Neues öffnen zu lassen.

Zusammenfassend kann gesagt werden, dass viele Patienten dieses Psychotraining sehr gern durchführen, da sie dadurch einen großen Benefit erzielen. Ich würde schätzen, dass diese Therapieform die Immunwerte zusätzlich zur ISCADOR®-Injektion um mindestens 20 Prozent verbessern kann.

19. Künstlerische Therapien

Soll eine künstlerische Therapie bei einer Krebserkrankung durchgeführt werden?

Wie wir gesehen haben, wollen wir in der anthroposophisch erweiterten Onkologie auf Leib, Seele und Geist des Patienten einwirken und die Balance im gestörten Gefüge der Wesensglieder wieder in die Normalität überführen.

Neben der medikamentösen Therapie in der Onkologie, wie sie durch Misteltherapie und ihre Zusatzmedikamente repräsentiert wird, hat die anthroposophisch erweiterte Medizin weitere Therapieverfahren zur Verfügung, die bei tumorkranken Patienten gezielt eingesetzt werden können. Es sind dies:

1. Heileurythmie
2. Therapeutisches Plastizieren
3. Therapeutisches Malen
4. Musiktherapie
5. Sprachtherapie
6. Farb-Licht-Therapie

Diese verschiedenen künstlerischen Therapien werden von speziell dafür ausgebildeten Therapeuten durchgeführt, die zum Teil eine langjährige Ausbildung absolviert haben. In Zusammenarbeit mit diesen künstlerischen Therapeuten obliegt es dem behandelnden Arzt, die für den Patienten jeweils richtige Therapie zu bestimmen.

Welche Indikation sehen Sie für den Einsatz der Heileurythmie?

Die Heileurythmie ist eine Bewegungstherapie, die immer aufgrund der Diagnose des Arztes verordnet wird und von einer diplomierten Heileurythmistin (fünfjährige Ausbildungszeit) in Zusammenarbeit mit dem Arzt ausgeübt wird. Sie wurde den Ärzten von Rudolf Steiner als therapeutisches Instrument übergeben. Das bewusste Einwirken durch eine künstlerisch-therapeutische Tätigkeit erfordert zunächst einmal eine differenzierte Kenntnis des gesunden und des kranken Organismus.

Krebspatienten erleben in der Heileurythmie, dass sie die Möglichkeit haben, aktiv etwas zu ihrem Heilungsprozess beizutragen und nicht passiv der Krankheit ausgeliefert zu sein. Dies führt schon unmittelbar zu einer Verbesserung des Befindens. Das seelische Erleben des Menschen richtet sich auch nach den objektiven Gesetzen der Sprache, die bei der Heileurythmie in der Bewegungsgestaltung ausgedrückt werden kann. Was sich durch das heileurythmische Üben organisch verändert, ist für den Patienten zunächst nicht unmittelbar festzustellen, da es sich um einen langfristigen Prozess handelt, bei dem das erkrankte Organ im Sinne einer Wiederherstellung der Organfunktion und Organgestalt therapiert werden soll.

Natürlich kann das erkrankte Organ, das ja oft durch Operation entfernt werden musste, nicht wiederhergestellt werden, es kann jedoch versucht werden, eine harmonische innere Ganzheit zu erreichen und dem Patienten das weitere Leben in diesem Zustand zu ermöglichen.

Die häufig bei krebskranken Menschen erlebte Kraftlosigkeit kann durch heileurythmische Übungen günstig beeinflusst werden. Das Gleiche gilt für die Lockerung erstarrter Bewegungsformen, indem durch die Steigerung der eigenen

Aktivität wieder Zuversicht und Kraft angeregt werden, auch um sich mit der Krebskrankheit biografisch weiter auseinandersetzen zu können.

Die Heileurythmie kann die Kräfteströme im Körper so lenken, dass keine Fremdkräfte als Inseln mehr im Organismus übrig bleiben und damit die Einheit von Leib, Seele und Geist wieder hergestellt wird. Auch kann sie organisch eine Verbesserung von Lymphstauungen bewirken, wie sie ja häufig bei Krebspatienten auftreten. Viele Patienten berichten sogar von einer Linderung der Schmerzen, die nicht nur während der heileurythmischen Übung anhält, sondern auch längerfristig empfunden wird. So kann diese Bewegungstherapie die Wahrnehmung vermitteln, dass man Kräfte und Fähigkeiten in sich trägt, die sonst nicht zum Bewusstsein kommen.

Durch die Heileurythmie wird versucht, die Kräfteströme der Wesensglieder im Organismus, die durch Operation, Bestrahlung, Chemotherapie oder durch die antihormonelle Therapie vielfältig unterbrochen, vermindert oder stark in ihrer Funktion beeinträchtigt worden sind, wieder zu stärken und zu harmonisieren. Man muss diese Wirkung einmal bei Patienten erlebt haben, um dies nachvollziehen zu können. Für mich ist die Heileurythmie in der Nachsorgetherapie unverzichtbar geworden.

Ein weiterer positiver Aspekt bei allen künstlerischen Therapien besteht darin, dass der Patient selbst aktiv künstlerisch arbeitet und an seiner Gesundung mitwirkt. Er hat ansonsten das Erlebnis, dass nur *an ihm* therapiert wird, *an ihm* Operationen, Punktionen, Infusionen und weitere Therapien vorgenommen werden und er als Mensch und Patient nur passiv daran teilhaben kann.

Die Aktivierung der Selbstheilungskräfte des krebskranken Patienten ist eine wesentliche Aufgabe des Arztes und sollte unbedingt zusätzlich zur Misteltherapie versucht werden.

Welche Indikation sehen Sie für das therapeutische Plastizieren?

Das therapeutische Plastizieren fördert das künstlerische Tun des Patienten durch das Erleben von Material und Form und regt damit die Wesensglieder in entsprechender Weise an. Wissenschaftliche Veröffentlichungen legen dar, wie durch eine solche Kunsttherapie eine Verbesserung physischer und seelischer Komponenten erreicht werden kann.

Chemotherapie oder Hormontherapie führen bei vielen Patienten zu einer Starre im physischen, rhythmischen und seelischen Erleben. Beim therapeutischen Plastizieren geht es um die künstlerischen Prozesse des Formens, des Begrenzens und Abgrenzens, der Oberflächenbildung und der Gestaltentstehung im dreidimensionalen Raum, unter Umständen mit einer Innenraumbildung. Es fordert vom Menschen das Ergreifen eines Gegenstandes mit dem Ziel der Gestaltung. Dabei entwickelt sich ein Wechselspiel zwischen dem Gestalter und dem Material, zwischen den Vorstellungen, Gefühlen, den gestalterischen Bemühungen und den plastischen Ergebnissen. Der Patient erlebt im Umgang mit dem Werkmaterial unmittelbar einen therapeutischen Prozess und kann so die gestaltenden Kräfte seines Leibes und seiner Seele erfahren. Er lernt, mit diesen Kräften umzugehen und sie therapeutisch einzusetzen.

Plastisch-therapeutisches Gestalten ist immer indiziert bei körperlichen oder psychischen Auflösungsprozessen, bei Gestaltverlust, Deformierungen, bei Grenzproblemen sowie bei Orientierungsschwächen und Ordnungsverlust. Viele dieser Symptome haben Krebspatienten entweder durch ihre Krankheit oder durch die durchgeführte Therapie.

Welche Indikation besteht für das therapeutische Malen?

Es gilt Ähnliches wie beim therapeutischen Plastizieren.

In der Maltherapie wird mit Papier, Farbe und Pinsel, häufig mit Wasserfarben, aber auch mit anderen Farben, etwa Kreiden, Stiften und Zeichenkohle, gearbeitet. Während des maltherapeutischen Prozesses entstehen Farben und Formen, Linien und Flächen, Bewegungen und Stauungen. Man kann in diesen Bildern der Patienten auch Verhärtungen und Auflösungen, Veränderungen und neue Qualitäten erkennen. Der Patient erlebt unmittelbar, dass seine künstlerischen Prozesse etwas mit ihm und seinem körperlichen und seelischen Krankheitsgeschehen zu tun haben. Er kommt so zu Erkenntnissen über seine Erkrankung und über seine Erlebnisfähigkeit, die unmittelbar aufbauend wirken und ihm emotional eine Stütze geben.

Die Maltherapie regt alle Sinne an, die mit der Wahrnehmung zu tun haben. Sie führt zu einer vertieften Auseinandersetzung des Patienten mit dem eigenen Erleben und zeigt ihm neue Möglichkeiten, mit seiner Krankheit auch schöpferisch umzugehen.

Eine Maltherapie ist bei allen Arten von Stagnation, Stillstand, Erstarrung, Hemmung, Ablagerung und Verhärtung angesagt, wie wir sie häufig bei Krebspatienten finden.

Welche Indikation gibt es für die Musiktherapie?

Für jeden ist erlebbar, dass durch Musik das seelische Befinden wie auch die physische und seelische Gesamtsituation verändert werden kann, je nachdem, welche Musik gehört wird. Das ist auch abhängig von der Stimmung, in der man sich gerade befindet. Die Musiktherapie versucht, durch therapeutisches Tun mit einfachen Musikinstrumenten sowohl die seelische Komponente anzuregen als auch die rhythmischen Vorgänge

im Patienten zu beeinflussen und zu harmonisieren, die durch
die Erkrankung und die Therapien gestört sind.

Die musikalischen Erlebnisse sprechen Leib und Seele,
Herz und Atemrhythmus an bis hin zum Muskeltonus und
zur seelischen Stimmungslage.

Die Musiktherapie ist immer dann wirksam, wenn das Ord-
nungsgefüge des gesamten Organismus, eines Organs oder einer psychischen Fähigkeit oder Qualität gestört ist.

Nach einer Chemotherapie sind bei vielen Patienten bestimmte Areale im Bereich des Vorderhirnes und damit Sin-
nesqualitäten und Wahrnehmungsfähigkeiten massiv gestört.
Diese Patienten profitieren sehr von einer Musiktherapie und
erleben das Erlernen neuer Qualitäten als unmittelbar heilsam.

Welche Indikation besteht für die therapeutische Sprachgestaltung?

Die therapeutische Sprachgestaltung versteht sich in der anthroposophischen Medizin ebenfalls als eine Kunsttherapie.
Man arbeitet mit Übungen aus Lauten, Silben und Worten sowie mit lyrischen oder dramatischen Texten, die mit besonderer Betonung und Gestik gesprochen werden. In der Sprachgestaltung werden zu der inhaltlichen Seite der Sprache ihre
Elemente wie Lautqualität, Rhythmen und Atemführung beachtet und geschult. Dabei steigern sich die Erlebnisse und
Ausdrucksfähigkeit, die Wahrnehmung und besonders das
Hören. Die Wirkung auf die Atmung wird immer mittelbar,
nicht durch Bewusstmachung des Atmungsvorganges erzielt.
Eine durch die Sprache geforderte Ausatmung erzeugt eine
tiefere Einatmung. Erst ein seelisch impulsiertes Einatmen
gibt die Kraft für organisch wirksame Laute und Rhythmen.
Es entsteht aus Bild und Erlebnis und wird als erfrischend und
belebend erfahren, statt unvermeidlich und beengend.

Durch Gesten, die mit gymnastischen Übungen vorbereitet werden können, lernt der Patient eine »zweite«, oft verkümmerte Sprache in sich zu entdecken. Sie regt die Fantasie an, befreit den Atem und hilft ihm, sich aus festgefahrenen Rollen zu lösen. Daraus entstehen neue Gesprächs- und Auseinandersetzungsfähigkeiten.

Bei vielen Krebspatienten ist das Verhältnis von Leib, Seele und Geist gestört. Durch eine sprachgestalterische Therapie kann die Harmonisierung des Gesamtorganismus erreicht werden. Auch gestörte Rhythmen und Störungen des Atmungsprozesses, die zum Teil durch die Erkrankung, zum Teil durch die Therapie bedingt sind, können hier ausgeglichen bzw. geheilt werden.

Welche Indikation besteht für die Farb-Licht-Therapie?

Die Farb-Licht-Therapie wird in verschiedenen anthroposophischen Kliniken, zum Beispiel der Lukasklinik in Arlesheim/Schweiz und der Filderklinik bei Stuttgart (siehe Klinikteil) durchgeführt, aber auch in einigen Praxen. Auch sie beruht auf einer Angabe Rudolf Steiners und der Tatsache, dass viele Krebspatienten, insbesondere unter Chemotherapie und Bestrahlung, die Gegenbilder zu bestimmten Farben nicht mehr sehen können.

Therapeutisch wird so vorgegangen, dass der Patient mit Begleitung in einem verdunkelten Raum sitzt und eine gegenüberliegende Wand intensiv mit einer Farbe, zum Beispiel Rot, bestrahlt wird. Nach einigen Minuten wird dieses Licht gelöscht. Im Augenhintergrund des Patienten müsste jetzt die Komplementärfarbe Grün auftreten. Bei vielen Krebspatienten herrscht hier aber eine deutliche Schwärzung, die Komplementärfarbe kann nicht gesehen werden. Insbesondere ist dies aufgefallen nach massiver Chemotherapie, aber auch unter den

Aromatasehemmern. Es ist für den Patienten therapeutisch wichtig, dass hier wieder eine Ganzheit erlangt wird, und dazu gehört, dass sich nach einem intensiven Farbeindruck in seinem Auge und in seinem Inneren die Komplementärfarben wieder bilden. Es wird als sehr wohltuend empfunden, wenn dies durch therapeutisches Üben wieder geschieht. Der Organismus strebt stets nach Ganzheit; die Komplementärfarbe nicht sehen zu können, wird als unmittelbar beklemmend erlebt.

Man kann die Farb-Licht-Therapie geradezu als Diagnose einsetzen. Bei den Patienten, bei denen es gelingt, durch die Farb-Licht-Therapie die Komplementärfarbe wieder zum Erscheinen zu bringen, scheint die Tumorprognose deutlich besser zu sein als bei denen, die trotz Übens diese Gegenfarbe nicht sehen können. Dies ist Gegenstand weiterer Untersuchungen, wie sie im Augenblick in unserer Praxis durchgeführt werden.

20. Nachsorge

In welcher Form soll die Nachsorge durchgeführt werden?

Lange Zeit bestand die Nachsorge darin, dass in den ersten zwei Jahren alle drei Monate ein bestimmtes Programm absolviert wurde, das die körperliche Untersuchung, bestimmte radiologische oder sonografische Untersuchungen und ein Laboruntersuchungsprogramm einschließlich Tumormarker enthielt.

In jüngster Zeit ist man vonseiten der naturwissenschaftlichen Medizin auf die sogenannte symptomorientierte Nachsorge übergegangen, das heißt der Patient kommt dann in die Sprechstunde, wenn er Beschwerden hat. Dies würde aber bedeuten, dass ein Patient mit beispielsweise Lebermetastasen viel zu spät zur Behandlung kommt, nämlich erst dann, wenn er eine Veränderung der Farbe des Stuhlgangs, eine Dunkelfärbung des Urins oder das Auftauchen von gelben Skleren bemerkt oder eine extreme Müdigkeit empfindet.

Ich bin der Meinung, dass diese symptomorientierte Nachsorge nicht Erfolg versprechend ist, da sie in der Regel eine Metastasierung zu spät erkennt. Die klinische Erfahrung zeigt, dass das frühzeitige Erkennen von Metastasen zu einer deutlich besseren Überlebenszeit führt, da noch verschiedene therapeutische Verfahren eingesetzt werden können. Es sei nur an die verschiedenen Möglichkeiten der Behandlung von Lebermetastasen erinnert, die außer einer Chemotherapie auch in einer chirurgischen Resektion oder in einer Laserbehandlung oder einer Thermo-Ablation dieser Metastasen bestehen kann. Diese Therapieverfahren sind aber an eine bestimmte Größe dieser Metastasierung gebunden, bei größeren Metastasen können sie nicht mehr angewendet werden. Es kommt also auf den Zeitpunkt der Diagnosestellung an.

Das Gleiche gilt für Lungen- und Skelettmetastasen, die frühzeitig behandelt einen deutlichen therapeutischen Benefit haben.

Es kann konzediert werden, dass es auch der Intuition des Arztes bedarf, welche Nachsorgeuntersuchungen zu welchem Zeitpunkt gemacht werden. Dies gilt zum Beispiel für radiologische Untersuchungen beim symptomfreien Patienten, mit denen sehr vorsichtig umgegangen werden soll, da durch die aufgenommene Strahlenmenge wiederum genetische Schäden auftreten können, die möglicherweise eine Zweittumorerkrankung zur Folge haben.

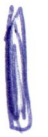

Welche Untersuchungen sind für die Nachsorge notwendig?

Es sollte regelmäßig ein Immunmonitoring durchgeführt werden, wie wir es bei der praktischen Misteltherapie beschrieben haben, und mindestens den Parameter großes Blutbild und Interleukin 2-Rezeptor umfassen. Ergänzend dazu kann der EFT-Test – wie beschrieben – gemacht werden.

Bei allen Tumorpatienten hat sich ein kleines Laborprogramm bewährt, das zwei Leberwerte (Gamma-GT und GPT), den Kalziumspiegel, die alkalische Phosphatase und die LDH sowie das Speichereisen umfasst.

Kalizium und alkalische Phosphatase geben Auskunft über eine mögliche Gefährdung des Skelettsystems durch eine Metastasierung, aber auch über eine mögliche beginnende Osteoporose bei den entsprechenden Medikamenten. Die Leberwerte zeigen eine Belastung der Leber entweder durch die Therapie, zum Beispiel die Chemotherapie, an oder aber eine Gefährdung durch Infiltration mit Tumorzellen.

Die LDH (Lactatdehydrogenase) ist ein Enzym, das bei Aktivität von Tumorzellen vermehrt gebildet wird. Es handelt sich aber um einen Wert, der höchstens eine Trefferquote von 60 Prozent hat und bei manchen Tumorpatienten auch in einem metastasierenden Stadium im Normbereich verbleibt. Störmöglichkeiten für diesen Wert bestehen in allen Entzündungsvorgängen des Körpers.

Der Eisenprozess im Organismus ist sehr sensibel. Man sagt salopp: »Jeder Tumor frisst Eisen.« Wenn sich das Serumeisen und das Speichereisen (Ferritin) erniedrigen, ohne dass zum Beispiel eine starke Monatsblutung vorliegt oder ohne eine starke Chemotherapie, ist immer Gefahr im Verzug und die Genese dieses Eisenmangels muss untersucht werden.

Diese Laborwerte haben sich in unserer Praxis sehr bewährt.

Sollen Tumormarker untersucht werden?

Wir sind der Meinung, dass Tumormarker für die einzelnen Tumorgebiete *vor* der Operation untersucht werden sollen, solange der Tumor also noch im Körper ist. Die Trefferquote von Tumormarkern beträgt nur ungefähr 50 Prozent, bei manchen (PSA) ist sie etwas höher, bei manchen etwas niedriger. Deshalb ist es notwendig, den Tumormarker dann zu bestimmen, wenn Tumorzellen diesen Stoff noch bilden. Wird er erst postoperativ untersucht, kann über seine Trefferquote nichts mehr ausgesagt werden.

Bei allen Patienten, bei denen der Tumormarker präoperativ erhöht war, führen wir auch postoperativ in den ersten zwei Jahren in dreimonatigen Abständen, später in größeren Abständen, diese Untersuchung durch, weil man sich bei dem ursprünglich positiven Tumormarker, der nach der Operation in den Normbereich zurückkehrt, sehr gut darauf verlassen kann, dass keine Metastasierung vorliegt, solange er im Normbereich ist.

Wenn heute postuliert wird, Tumormarker seien nicht zuverlässig, muss eigentlich gesagt werden, dass der Umgang von Ärzten mit dem Tumormarker unzureichend ist. Leider wird in vielen Kliniken die präoperative Untersuchung nicht vorgenommen, damit ist der Tumormarker in der postoperativen Überwachung natürlich ungenau, da man nicht abschätzen kann, ob ein normaler Tumormarker für diesen Patienten etwas bedeutet oder ob er auch unter der massiven Erkrankung schon normal war.

Wie lange soll die Tumornachsorge durchgeführt werden?

Lange Jahre wurde die Krebsnachsorge über fünf Jahre durchgeführt, wobei in den ersten zwei Jahren die entsprechenden Untersuchungen alle drei Monate angeordnet wurden. Ab dem dritten Jahr wurden dann halbjährliche Untersuchungen bis zum Erreichen der Fünf-Jahres-Grenze durchgeführt.

Nachdem heute beim Mammakarzinom durch den Wechsel von Tamoxifen auf die Aromatasehemmer die Krebstherapie insgesamt sieben Jahre umfasst, wurde auch die Nachsorge in diesem Sinne verlängert.

Auch unsere Ausführungen über die Krebsstammzellen legen nahe, erheblich länger Nachsorgeuntersuchungen vorzunehmen. Auffallend ist bei Sektionsstatistiken, dass eine Metastasierung gehäuft nach vier, sieben und elf Jahren auftritt. Natürlich betrifft diese Metastasierung immer weniger Patienten, aber es gibt eine eindeutige Häufung in diesen Jahren. Wodurch diese Rhythmen bedingt sind, ist nicht bekannt. Wir haben deshalb die Nachsorgezeit beim Mammakarzinom auf sieben Jahre verlängert. Es hat natürlich keinen Sinn, bis zum elften Jahr vierteljährlich eine Nachsorge zu betreiben.

Wir gehen deshalb so vor, dass wir bei normalen Karzinomen nach fünf Jahren mit der Misteltherapie aufhören, wenn das entsprechende Immunsystem stabil ist, und dem Patienten für die nächsten zwei Jahre weitere halbjährliche Untersuchungstermine anbieten, ab dem achten Jahr dann eine Untersuchung pro Jahr, wohl bis zum Lebensende.

Bei Mammakarzinompatientinnen würden wir bis zum siebten Jahr nach der Operation dann halbjährliche Untersuchungen durchführen und anschließend noch einmal zwei Jahre halbjährlich und erst dann auf ganzjährliche Untersuchungen übergehen.

Mit diesem Nachsorgeprogramm sind unsere Patienten in den letzten Jahren sehr gut gefahren und es wurden Rezidive oder Metastasierungen rechtzeitig entdeckt, sodass sie einer entsprechenden Therapie zugeführt werden konnten.

Eine besondere Anmerkung ist bei Mammakarzinompatientinnen zu machen. Wenn bei ihnen entweder nach fünf oder nach sieben Jahren mit der antihormonellen Behandlung aufgehört wird, heißt das nicht, dass sie jetzt gesund sind. Die antihormonelle Therapie führt zwar oft dazu, dass verbleibende Tumorzellen blockiert sind, das heißt nicht weiter wachsen oder sich nicht vermehren, nicht aber, dass sie abgetötet werden. Deshalb ist es eindeutig so, dass nach Absetzen der antihormonellen Therapie das Immunsystem gegen Krebs sehr gut funktionieren muss und wir eher noch einmal eine Intensivierung der Misteltherapie vornehmen, als dass wir hier nachlässig werden. Deshalb ist es bei Risikopatientinnen vertretbar, zum Beispiel auch nach dem siebten Jahr in dreimonatigen Abständen eine Nachsorge durchzuführen, um das Wiederaufflammen der Krankheit rechtzeitig zu erkennen.

Welche Immunmarker empfehlen Sie für die Nachsorge?

Wie dargelegt, empfehlen wir die Durchführung des großen Blutbildes, des Interleukin 2-Rezeptors und des EFT-Tests. Damit ist bei den meisten Patienten das Immunmonitoring vollständig.

Bei wenigen Patienten benötigen wir einen sogenannten großen Immunstatus, der T4/T8-Zellen und Naturalkillerzellen mitbeinhaltet. Der große Immunstatus wird immer dann durchgeführt, um zu kontrollieren, ob vielleicht der Interleukin 2-Rezeptor, der ja einen Suchtest darstellt, mit dem großen Immunstatus korreliert. Das ist in wenigen Fällen nicht der Fall. In diesen Fällen muss dann immer der große Immunstatus durchgeführt werden und nicht nur der Interleukin 2-Rezeptor als Suchtest. Wir würden jedoch schätzen, dass dies höchstens 2 Prozent der Patienten betrifft.

Wir sind mit dem großen Immuntest sehr zurückhaltend, weil er sehr teuer und sehr schwer zu interpretieren ist und der durchführende Arzt über große immunologische Kenntnisse verfügen muss, um die Parameter entsprechend bewerten und therapeutisch umsetzen zu können.

Der Lymphozyten-Transformationstest ist bei den aktuell zur Verfügung stehenden Immunmarkern entbehrlich.

21. Hinweise zur Durchführung von Kuren

Werden Nachsorgekuren empfohlen?

Viele Patienten möchten nach Abschluss ihrer Primärbehandlung keine Kur machen, da sie durch die lange Zeit der Krankenhausbehandlung sensibilisiert sind und nicht schon wieder in eine krankenhausähnliche Einrichtung eingewiesen werden wollen. Oft besteht auch die Furcht, unter lauter Krebspatienten zu sein und vielleicht demonstriert zu bekommen, wie schlecht es einem gehen kann, wenn die primäre Krebstherapie versagt hat und es zu einer Metastasierung gekommen ist.

Bei vielen Patienten stellt sich die Frage Ja oder Nein überhaupt nicht, da sie nach der Krankenhausbehandlung so geschwächt sind, dass es nicht vertretbar ist, sie in diesem Zustand wieder nach Hause zu entlassen. Hier ist eine Anschlussheilbehandlung gerechtfertigt und unbedingt notwendig.

Insbesondere Patientinnen fragen sich oft, ob es vertretbar ist, die Familie noch einmal für drei Wochen sich selbst zu überlassen. Sie haben ja schon ein schlechtes Gewissen, dass sie lange in der Versorgung der Familie und der Kinder ausgefallen sind und haben jetzt Bedenken, ob die Familie und die Kinder es ertragen können, wenn die Mutter noch einmal für drei Wochen in einem Sanatorium ist.

Dazu muss eindeutig Stellung genommen werden. Zunächst steht einmal die krebserkrankte Patientin im Mittelpunkt, die alles dafür tun sollte, um diese Erkrankung zu überwinden. Dazu gehören auch die Aufbaumaßnahmen, wie sie in einer Nachsorgekur durchgeführt werden. Die Stabilisierung ist unbedingt notwendig, um genügend Kraft zu haben, mit der

Krankheit fertig zu werden. Es bedarf also eines zunächst gesunden Egoismus, eine solche Kur anzutreten mit der Aussicht aber, dass dieser Egoismus der gesamten Familie dann wiederum zugutekommt, denn auch den anderen, dem Ehepartner oder den Kindern, kann es nur dann gut gehen, wenn man selbst die Krebserkrankung überwunden hat. In diesem Sinne muss dringend zu einer Kur geraten werden.

In einem metastasierenden Stadium kann dies anders aussehen. Hier stellen oft die Familie, der Lebens- oder Ehepartner oder aber auch die noch kleinen Kinder die Motivation dar, weiter gegen die Krebskrankheit zu kämpfen. Die Entfernung vom Heimatort und von der Familie kann bei diesen Patienten dazu führen, dass sie den Mut verlieren und innerlich den Kampf gegen ihre Krebskrankheit aufgeben.

Insofern muss jede Kursituation individuell betrachtet werden.

Wie sind die rechtlichen Voraussetzungen?

Die Anschlussheilbehandlung (AHB) ist eine Rehabilitationsmaßnahme, die spätestens zwei Wochen (in Ausnahmefällen bis zu fünf Wochen) nach der Operation oder Bestrahlung begonnen werden muss. Der Antrag auf die AHB muss durch das Krankenhaus, in dem der Patient operiert worden ist, oder durch den behandelnden Strahlenarzt noch während der stationären Behandlung oder während der ambulanten Bestrahlung gestellt werden. Falls keine Bestrahlung vorgesehen ist, kann direkt vom Krankenhaus in die gewählte Rehabilitationsklinik verlegt werden. Der Sozialdienst des Krankenhauses verfügt über eine Liste der infrage kommenden Einrichtungen und kann entsprechend beraten. Für BfA-Versicherte besteht ein Wunsch- und Wahlrecht für eine AHB-Klinik im Umkreis von 200 km. Andere Kostenträger behalten sich das

Recht vor, die Einrichtung für die stationäre Anschlussheilbehandlung selbst auszuwählen.

Im Anhang finden Sie verschiedene Adressen von anthroposophische Kliniken, die für eine Anschlussheilbehandlung zugelassen sind.

Eine AHB dauert drei Wochen und kann aus medizinischen Gründen verlängert werden. Bei gesetzlich versicherten Patienten kommt der Rentenversicherungsträger (BfA, LVA o.a.) für die Kosten auf. Für die privaten Krankenversicherungen hingegen besteht keine Zahlungsverpflichtung, allerdings erkennen die meisten Krankenkassen eine stationäre Rehabilitation als Bestandteil der Gesamtbehandlung nach einer Krebsoperation an. Voraussetzung ist ein ärztliches Gutachten der behandelnden Ärzte, manchmal auch des Amtsarztes, über die medizinische Notwendigkeit.

Wenn keine Bestrahlung durchgeführt, sondern ausschließlich mit Chemotherapie behandelt worden ist, haben Sie, auch wenn dies nicht nachvollziehbar ist, kein Anrecht auf eine Anschlussheilbehandlung. In diesem Falle tritt die ebenfalls dreiwöchige Anschlussgesundheitsmaßnahme (AGM) an die Stelle der AHB. Auch Privatpatienten, die in der BfA rentenversichert sind, oder Kassenpatienten, bei denen aus medizinischen Gründen eine AHB nicht unmittelbar nach der Operation eingeleitet werden konnte, können eine AGM beantragen. Der Unterschied zwischen der AHB und der AGM besteht ausschließlich in der sozialrechtlichen Grundlage und in der Frage des Kostenträgers.

Gibt es anthroposophische Sanatorien?

In Deutschland gibt es zahlreiche anthroposophische Kliniken oder Kliniken mit einer anthroposophischen Abteilung. Im Anhang sind diese Kliniken verzeichnet.

Es gibt drei anthroposophische Sanatorien, in denen eine Krebsnachsorge durchgeführt werden kann. An ein Nachsorgeprogramm sind bestimmte Anforderungen zu stellen, die nicht von allen Kliniken erfüllt werden. Die anthroposophischen Sanatorien sind:

1. die Rehabilitationsklinik Schloss Hamborn; diese Klinik ist sowohl für die Krankenkassen als auch für die BfA zugelassen
2. das Sanatorium Haus am Stalten und
3. das Sanatorium Sonneneck, beide im Südschwarzwald gelegen; diese beiden Sanatorien sind nur für Krankenkassenbehandlung zugelassen, BfA-Kuren können dort leider nicht durchgeführt werden.

Diese Kliniken sind gern bereit, über rechtliche Voraussetzungen und Aufnahmebedingungen Auskunft zu geben.

Was sollte in einer Rehabilitationskur durchgeführt werden?

Die Kurbedingungen sind für den einzelnen Patienten unterschiedlich. Patienten, die entweder durch Chemotherapie oder durch ihre Operation sehr geschwächt sind, bekommen zunächst eine Klimakur, das heißt, sie werden durch kleine Spaziergänge, eine gute Ernährung und eine psychologische Beratung und Behandlung erst einmal stabilisiert.

Bei anderen sollte eine psychoonkologische Betreuung stattfinden und sie sollten die Möglichkeit haben, durch künstlerisches Tun ihren Umkreis zu erweitern. Künstlerische Therapien werden in den anthroposophischen Sanatorien, aber auch in verschiedenen schulmedizinischen Sanatorien angeboten; hier seien insbesondere die Klinik für Tumorbiologie in Freiburg und das Paracelsus-Sanatorium in Scheidegg/Allgäu erwähnt. Dort haben die Patienten die Möglichkeit, die verschiedenen künstlerischen Therapien gleichsam in einem »Schnupperkurs« kennenzulernen und sich zusammen mit dem behandelnden Arzt für eine zu entscheiden, die sie dann zu Hause auch ambulant weitermachen. Denn es reicht natürlich nicht, nur drei Wochen künstlerische Therapie durchzuführen und zu glauben, dass alle Auswirkungen der Krebskrankheit und der Behandlung damit ausreichend therapiert sind.

22. Spezielle Karzinome

Mammakarzinom

Welches ISCADOR® kommt beim Mammakarzinom zum Einsatz?

Das Mammakarzinom wird mit der Apfelbaummistel ISCA-DOR® M vor dem Klimakterium und mit ISCADOR® P, der Kiefernmistel, nach dem Klimakterium behandelt. In einer klimakterischen Situation, zum Beispiel durch Chemotherapie oder durch eine antihormonelle Therapie, bekommt auch die junge Frau ISCADOR® P.

Sollten diese Medikamente keine ausreichende Immunstimulation bringen oder die klinische Situation im Sinne der Zielsetzung positiv verändern, kann auf ISCADOR® Qu übergegangen werden.

Bei einem Lymphknotenbefall, der beim Mammakarzinom relativ häufig ist, und bei einer Lymphangiosis carcinomatosa im Tumorbereich sollte ISCADOR® M 5 mg spezial eingesetzt werden.

Sollten beim Mammakarzinom die Tumormarker bestimmt werden?

Gerade beim Mammakarzinom empfehlen wir die präoperative Bestimmung der Tumormarker und während der fortlaufenden Nachsorgeuntersuchungen die Wiederholung, wenn sie präoperativ erhöht waren. Sie zeigen dann deutlich an, ob bei der entsprechenden Patientin eine Metastasierung vorliegt.

Wie muss die ISCADOR®-Therapie während der schulmedizinischen Therapie verändert werden?

Während einer antihormonellen Therapie mit den Aromatasehemmern, einer Chemotherapie oder einer Antikörpertherapie mit Herceptin® muss in der Regel das Mistelpräparat um eine Serie stärker, das heißt in der Regel von Serie I auf Serie II, gesteigert werden. Ist die Patientin schon bei Serie II angelangt, sollte der Wechsel auf eine andere Sorte oder das ISCADOR® M 5 mg spezial erfolgen. Wurde schon ISCADOR® M 5 mg spezial eingesetzt, werden Padma 28® und Eleu-Kokk® zusätzlich gegeben. Bringt auch diese Ergänzung zu wenig Benefit, kann noch eine Vitamin C-Infusion zweimal wöchentlich oder eine ISCADOR®-Infusionsbehandlung einmal wöchentlich durchgeführt werden.

Tamoxifen ist nicht immundepressiv, beim Einsatz dieses Medikamentes muss deshalb keine Therapieveränderung vorgenommen werden.

Ist eine Wiederaufbau-Operation beim Mammakarzinom sinnvoll?

Es handelt sich hier um eine sehr heikle Frage, die letztlich nur die Patientin selbst nach fachkundigem Rat entscheiden kann. Generell gilt eine alte chirurgische Überlegung, dass man in einem ehemaligen Tumorgebiet nicht noch einmal operieren sollte, weil es doch immer wieder schlafende Tumorzellen gibt, die durch einen erneuten Eingriff zur Proliferation gebracht werden können.

Speziell beim Mammakarzinom sollten deshalb zwei Jahre abgewartet werden, bevor mit der Wiederaufbau-Operation begonnen wird. Entscheidend dafür ist, dass die Patientin sich in ihrer Körperlichkeit massiv gestört fühlt und wieder ein harmonisches Ganzes erreichen möchte. Dafür bieten sich verschiedene Möglichkeiten an, die von einer Silikon-Einlage über den Aufbau mittels eines körpereigenen Schwenklappens oder die Verwendung von körpereigenem Gewebe bis hin zur Verpflanzung eines Bauchlappens reichen.

Über die jeweiligen Vor- und Nachteile muss gemeinsam mit der Patientin ein plastischer Chirurg entscheiden. Welche Methode eingesetzt wird, hängt wesentlich von den anatomischen Voraussetzungen bei der jeweiligen Patientin ab und auch davon, welche Leidensfähigkeit eine Patientin für diese Operationen mitbringt. Häufig sind bis zu drei Operationen und die entsprechenden Klinikaufenthalte notwendig, um ein befriedigendes therapeutisches Ergebnis zu erreichen.

Die Einlage von Silikon-Prothesen ist insofern problematisch, als damit auf der operierten Seite ein jugendlicher Busen entsteht, während der andere, nicht erkrankte Busen den normalen Alterungsprozessen unterliegt. Das führt dazu, dass mit zunehmendem Lebensalter der Patientin das kosmetische Ergebnis ungleich und unharmonisch wird und dann eventuell ein zweites Mal operiert werden muss. Dies ist mit dem plastischen Chirurgen zu besprechen.

Bei einem Wiederaufbau würden wir wegen der Gefahr der schlafenden Tumorzellen die Therapie noch einmal intensivieren, das heißt nicht, wie nach dem zweiten Jahr üblich, Therapiepausen von drei oder vier Wochen einzulegen, sondern höchstens eine zweiwöchige Therapiepause zu machen, um eine ausreichende Immunstimulation zu gewährleisten.

Welche Besonderheiten gibt es beim Vorliegen von Knochenmetastasen?

Hier sollte unbedingt eine Therapie mit Bisphosphonaten eingeleitet werden. Es gilt zu bedenken, dass diese Therapie im-

mundepressiv ist, also die Misteltherapie entsprechend angepasst werden muss. Unbedingt die Hinweise zur Zahnhygiene
beachten!

Welche Besonderheiten liegen bei Lungenmetastasen vor?

Lungenmetastasen werden entweder antihormonell durch
Wechsel auf ein anderes antihormonelles Präparat oder durch
Chemotherapie behandelt. Auch hier muss die Misteltherapie
entsprechend angepasst werden, da diese Medikamente ebenfalls zu einer Immundepression führen. Es muss geprüft werden, ob die Inhalation von ISCADOR® entweder mit dem
Pari-Inhalationsboy oder dem AD-Applicator hilfreich sein
könnte.

Wie verändern Lebermetastasen den Einsatz der Mistelpräparate?

Hier gilt das Gleiche wie beim Vorliegen von Knochen- und
Lungenmetastasen. Die schulmedizinische Krebstherapie wird
eine intensivere antihormonelle Behandlung oder eine Chemotherapie empfehlen. Auch hier muss die entsprechende Misteltherapie im Sinne einer stärkeren Stimulation wieder angepasst
werden. Eine lang andauernde Chemotherapie führt allerdings
zu einer Schwächung des Patienten, sodass in diesem Ausnah-
mefall eventuell eine Reduktion der Misteltherapie vorgenommen werden muss.

Wie kann ein Lokalrezidiv behandelt werden?

Ein Lokalrezidiv wird, falls möglich, operativ entfernt und
nachbestrahlt, sofern die Nachbestrahlung noch möglich ist.
Weil bei 20 Prozent der Lokalrezidive noch unerkannte Fernmetastasen im mikroskopischen Bereich vorliegen, würden
wir in diesem Falle die Misteltherapie intensivieren und so versuchen, die weiteren Organe, die von einer Metastasierung bedroht sind, zu schützen. Bezüglich des Skelettsystems würden
wir zusätzlich Cerussit und Pyromorphit geben und zur Behandlung der Lungengefährdung eine Therapie mit Formica
einleiten. In einem solchen Fall muss in kurzen Abständen,
zum Teil zweimonatlich, immunologisch nachuntersucht werden. Es ist jetzt besonders wichtig, eine ausreichende Anzahl
an immunkompetenten Zellen (Interleukin 2-Rezeptoren) zu
haben, vor allem aber, dass diese Zellen auch hinreichend
funktionieren, was durch den EFT-Test nachgewiesen werden
kann.

Welche Situation liegt beim metastasierenden
Mammakarzinom vor?

Beim metastasierenden Mammakarzinom muss darauf geachtet werden, dass die Patientin durch die vielfältigen Therapien,
die eingesetzt werden, nicht allzusehr erschöpft ist. Dement-
sprechend muss die Misteldosierung angepasst werden, zunächst in der Regel in einer Verstärkung, bei zu großer Erschöpfung in einer Reduktion. Hier ist es besonders wichtig,
dass das Mistelpräparat gewechselt wird, sobald eine Progression eintritt. Genauso wie eine antihormonelle Therapie dann
gewechselt wird, wenn sie eine weitere Progression nicht verhindern konnte, muss auch das entsprechende Mistelpräparat
gewechselt werden, wenn die Progression durch ein bestimm-

tes Mistelpräparat nicht aufgehalten werden konnte. Wenn die entsprechenden ISCADOR®-Präparate ausgereizt sind, kann durch einen Misteldifferenzierungstest (MDT) geklärt werden, auf welches Präparat die Patientin noch anspricht. Bei den oralen Chemotherapeutika wie Xeloda® und Navelbine® lässt sich aussagen, dass unter einer gleichzeitigen, suffizienten Misteltherapie das Hand-Fuß-Syndrom (eine entzündlich ekzematöse Veränderung der Handflächen und der Fußsohlen) deutlich weniger häufig auftritt. Weiterhin stabilisiert sich das Blutbild sehr gut, sodass weniger Wachstumsfaktoren (z. B. Neupogen®) eingesetzt werden müssen.

Prostatakarzinom

Welches ISCADOR® wird beim Prostatakarzinom eingesetzt?

Bei Patienten, bei denen eine Tumorprogression vorliegt, kommen insbesondere das ISCADOR® Qu und ISCADOR® Qu 5 mg spezial zum Einsatz.

Zunächst wird mit ISCADOR® Qu Serie 0 und Übergang auf Serie I therapiert, evtentuell Serie II bis zum Erlangen des therapeutischen Zieles. Sollte dies nicht erreicht werden, muss auf ISCADOR® Qu 5 mg spezial umgestellt oder die ISCADOR®-Sorte gewechselt werden, hier dann speziell auf ISCADOR® P.

Sollte das Prostatakarzinom die Kapsel überschritten oder die Samenbläschen infiltriert haben oder entlang der Nervenscheiben weitergewachsen sein, würden wir von Anfang an ISCADOR® Qu 5 mg spezial dreimal wöchentlich einsetzen, da hier eine erhöhte Metastasierungsgefahr bzw. eine erhöhte Rezidivgefahr besteht.

Wann ist der präoperative Beginn mit ISCADOR®?

Zwischen der Prostatabiopsie und der Operation verstreichen in der Regel drei bis vier Wochen, hier kann bereits zweimal ISCADOR® Qu Serie 0 vor der Operation gespritzt und danach mit ISCADOR® Qu Serie I oder eventuell nachfolgend Serie II fortgefahren werden.

Hat die Misteltherapie auf die Kontinenz einen Einfluss?

Viele Patienten leiden nach der Prostatakarzinom-Operation an einer postoperativen Inkontinenz, die sich durch intensives Muskeltraining zum Teil beheben lässt. Wir haben den Eindruck, dass die Verbesserung des Allgemeinbefindens des Patienten durch eine Misteltherapie mit all ihren Auswirkungen auch dazu führt, dass die Kontinenz der Patienten deutlich schneller erreicht wird und auch der Kontinenzgrad höher ist.

Wie verändert sich die Sexualität nach einer Prostatakarzinom-Operation?

Die Frage der Sexualität ist eine sehr drängende beim Prostatakarzinom, da die entsprechenden Nerven, die zur Erektion des Gliedes führen, durch die Operation beschädigt oder durchtrennt werden können. Der Urologe wird immer versuchen, nervenerhaltend zu operieren, was allerdings durch anatomische Besonderheiten nicht in jedem Falle gelingt. Wir haben den Eindruck, dass die Erektion durch die durchblutungsfördernde Wirkung der Mistelpräparate unterstützt und auch Sexualität wieder möglich wird, weil der Patient sich insgesamt besser fühlt und über seine Krankheit hinaus auch wieder an diese zwischenmenschliche Nähe denkt.

Gibt es eine Prophylaxe für die Knochenmetastasierung?

Bei einem ungünstigen Ausgangspunkt werden in Amerika beim Prostatakarzinom Bisphosphonate schon prophylaktisch eingesetzt. Diese Therapie ist in Deutschland erst zugelassen, wenn Skelettmetastasen eingetreten sind.

Wir würden bei Patienten mit einer Kapselpenetration oder einer Samenbläscheninfiltration schon prophylaktisch mit der Injektion von Pyromorphit® und Cerussit® beginnen, wie oben näher beschrieben.

Wie verändert die Bestrahlungsbehandlung die Krankheitssituation?

Die Bestrahlung des Prostatakarzinoms als alleinige Therapie wird notwendig, wenn eine Operation zum Beispiel aufgrund des Lebensalters (über 70) nicht mehr möglich ist. Weiterhin dann, wenn eine Kapselpenetration stattgefunden hat und das postoperative PSA-Ergebnis nicht befriedigend ist. Die Bestrahlung schädigt in jedem Fall die Nerven, die zur Erektion führen, sodass mit einer weiteren Veränderung der Sexualität, eventuell auch der Kontinenz, gerechnet werden muss. Unter der Bestrahlungsbehandlung ist die ISCADOR®-Therapie eindeutig zu verstärken, nur bei sehr erschöpften Patienten ist eventuell eine Reduktion angezeigt. Wenn eine Bestrahlung notwendig wird, würden wir in jedem Fall auf das ISCADOR® Qu 5 mg spezial-Präparat wechseln, da es sich ja um eine Tumorsituation handelt, in der vermutlich schon zirkulierende Tumorzellen vorhanden sind und ein Lokalrezidiv oder eine Metastasierung droht.

Kolonkarzinom

Welches Mistelpräparat wird beim Kolonkarzinom eingesetzt?

Sollte eine entsprechende Tumorsituation vorliegen, würden wir bei weiblichen Patienten mit ISCADOR® M bzw. M 5 mg spezial therapieren. Bei männlichen Patienten wird ISCADOR® Qu und evtl. ISCADOR® Qu 5 mg spezial dann eingesetzt, wenn ein sehr großer Primärtumor, eine Lymphknotenmetastasierung oder eventuell schon Fernmetastasen oder eine Lymphangiosis carcinomatosa im Tumorbereich vorliegen.

Gibt es spezielle Vorsichtsmaßnahmen für eine Metastasierung?

Beim Kolonkarzinom ist insbesondere die Leber von einer Metastasierung bedroht, weil das Blut aus dem Darmbereich über die Leber drainiert wird. Wir würden hier deshalb speziell auf eine Lebertherapie achten und routinemäßig Hepadodoron® zur Prophylaxe geben. Weiterhin muss auf die entsprechende Ernährung und die Alkoholkarenz geachtet werden.

Die Spezialpräparate kommen immer dann zum Einsatz, wenn eine Metastasierung anzunehmen ist, sei sie auch nur im mikroskopischen Bereich, oder wenn sich schon eine Metastasierung gezeigt hat.

Können auch bei einem Kolonkarzinom die Mistelspritzen in den Bauch gegeben werden?

Wir würden postoperativ, wenn der Bauch durch die Operationsnarbe und durch eventuelle postoperative Irritationen

noch angespannt ist, den Oberschenkel als Injektionsort vor-
ziehen. Nach etwa sechs Monaten aber lässt sich ohne weiteres
in die Bauchdecke injizieren, ohne dass es zu Schmerzen oder
lokalen Irritationen kommt.

Metastasierende Karzinome

Wie werden metastasierende Karzinome behandelt?

Metastasen werden dem Primärtumor zugeordnet und so behandelt, wie der Ursprungstumor behandelt werden würde.
Das heißt, Lebermetastasen eines Kolonkarzinoms bei einem
Mann würden mit ISCADOR® Qu angegangen, bei einer Frau
mit ISCADOR® M. Sollte eine progrediente Metastasierung
vorliegen, werden die ISCADOR® spezial-Präparate eingesetzt, also entweder ISCADOR® M 5 mg oder ISCADOR®
Qu 5 mg spezial.

Konnte der Primärtumor nicht gefunden werden und liegt
nur eine Metastasierung im Organismus vor, würden wir immer die ISCADOR® spezial-Präparate bevorzugen, also ge-
schlechtsspezifisch ISCADOR® M oder Qu 5 mg spezial.

**Gibt es weitere Therapiemöglichkeiten bei
metastasierenden Karzinomen?**

Je nach Metastasierung muss an die Sprühinhalation für den
Bereich der Lunge oder für ulzerierende Karzinome gedacht
werden. Weiterhin muss geprüft werden, ob die alleinige subkutane ISCADOR®-Therapie ausreichend erscheint oder ob
auf eine Infusionstherapie entweder mit Vitamin C oder mit
ISCADOR® übergegangen werden sollte. Die Immunanalyse
zeigt, ob die Zusatzmedikamente wie Padma 28® und Eleu-

Kokk® zum Einsatz kommen sollten. Immer ist auf die Therapie der entsprechenden Metastasierungsorgane zu achten, also
auf die Gabe von Hepadodoron® für die Leber, Formica®
für die Lunge und Pyromorphit und Cerussit für das Skelettsystem.

Bei metastasierenden Karzinomen, die zum Teil einer lang
dauernden chemotherapeutischen Behandlung bedürfen, ist
auf die Erschöpfung des Patienten zu achten. Hier muss geprüft werden, ob die Dosierung zum Beispiel mit den Spezialpräparaten reduziert werden muss, indem beispielsweise die
Ampulle halbiert wird. Eine lang dauernde chemotherapeuti-
sche Behandlung führt zu einer Erschöpfung, wobei diese
starken Präparate überdosiert erscheinen. Es kann dann versucht werden, von den Spezialpräparaten der ISCADOR®-
Sorte, also zum Beispiel von ISCADOR® Qu 5 mg spezial auf
ISCADOR® Qu Serie I oder sogar auf ISCADOR® Qu Serie
0 zu reduzieren. Das Verhalten des Interleukin 2-Rezeptors
zeigt deutlich an, ob eine Überstimulation droht.

Bezüglich der Schmerztherapie muss auf das oben Darge-
legte geachtet werden, insbesondere dass keine Schmerzmittel
vom Diclofenac-Typ eingesetzt werden, dass aber trotzdem in
jedem Falle eine suffiziente Schmerzbehandlung durchgeführt
wird.

23. Sexualität

Welche Bedeutung hat die Sexualität in der Onkologie?

Die Sexualität ist ein Zeichen für zwischenmenschliche Nähe. Sie ist für einen tumorerkrankten Patienten unmittelbar wichtig, da er sich mit der Krebserkrankung und Krebstherapie oft allein fühlt. Wenn dann auch im zwischenmenschlichen Bereich diese Nähe fehlt, ist es für ihn sehr belastend und sicher auch immundepressiv, mit dieser Situation zu leben.

In vielen Fällen, in denen operations- oder therapiebedingt die Durchführung der »normalen« Sexualität nicht möglich ist, ist es trotzdem sehr schön, wenn sich das Paar die Zärtlichkeit auch in sexueller Hinsicht erhält, weil auch damit eine zwischenmenschliche Nähe und Befriedigung erlebt werden kann.

Welche Medikamente beeinflussen die Sexualität?

Viele Medikamente können die Sexualität beeinflussen, es sind dies besonders:

1. Medikamente mit zentralnervöser Wirkung wie Psychopharmaka und Antihypertensiva
2. Medikamente, die bestimmte Transmitter beeinflussen, wie Neuroleptika und Antiparkinsonmittel
3. hormonwirksame Medikamente wie antihormonelle Präparate, aber auch Cimetidin und Spironolacton
4. Prolaktinspiegel-senkende Medikamente wie Apomorphin und Glucocorticosteroide
5. Medikamente, die die periphere Durchblutung vermindern, wie Antihypertensiva

6. Zytostatika
7. Antimykotika
8. Antirheumatika wie Naproxen
9. Spasmolytika wie Papaverin.

Es sollte versucht werden, diese Medikamente zu vermeiden. Oft stehen Ersatzmedikamente zur Verfügung, die diese Nebenwirkung nicht haben. Insbesondere bei Störungen der Sexualität im Sinne einer Erektionsstörung beim Prostatakarzinom ist es nicht hilfreich, wenn Medikamente eingesetzt werden, die zusätzlich eine erektionsfeindliche Auswirkung haben.

Welche Operationen behindern die Sexualität?

Hier muss insbesondere an das Prostatakarzinom gedacht werden, das oft eine Nervenschädigung der Erektionsnerven hervorruft. Beim Mammakarzinom liegen die Störungen mehr im seelischen Bereich, indem die Patientin ihr harmonisches Ganzes vermisst und nicht zur Nähe und Sexualität bereit ist. Beim Kolonkarzinom gibt es natürliche Hemmnisse wie ein Stoma, was vor dem Partner gerne verborgen wird. Dabei lernen viele Patienten, damit umzugehen und trotzdem eine befriedigende Sexualität zu erleben. Operationen im Bereich der Vulva oder nach Historektomien verursachen Vernarbungen im Genitalbereich, die ebenfalls den Geschlechtsverkehr erschweren.

Welche Krebsmedikamente erschweren die Sexualität?

Hier muss insbesondere auf Zytostatika und auf antihormonelle Medikamente verwiesen werden, die letztlich dazu führen, dass die Schleimhäute im Genitalbereich austrocknen, die entsprechenden Organe sich verkleinern und verengen und ein Geschlechtsverkehr somit zu lokalen Irritationen führt. Auch führen diese Medikamente zu einer Verminderung der Lust, wobei diese wieder angeregt werden kann, wenn der Partner entsprechend aktiv ist. Er muss aber über diesen Zusammenhang aufgeklärt werden, damit er sich nicht »beleidigt« oder als zurückgestoßen empfindet. Ein offenes Wort ist hier oft sehr hilfreich.

Zur Behandlung von Sexualstörungen im Bereich der Scheide sind Gleitmittel hilfreich; insbesondere auch das Weleda Damm-Massageöl, das eigentlich in der Geburtshilfe eingesetzt wird, leistet hier gute Dienste, weil es zum einen angenehm riecht und zum anderen die Scheide wiederum sehr geschmeidig und gleitfähig machen kann.

24. Anhang

Anthroposophische Kliniken und Sanatorien

a) Anthroposophische Kliniken

Bundesrepublik Deutschland:

Filderklinik
Im Haberschlai 7
DE-70794 Filderstadt
Tel. +49 711 77030
Fax +49 711 77033679
www.filderklinik.de
mail@filderklinik.de

Gemeinschaftskrankenhaus Herdecke
Gerhard-Kienle-Weg 4
DE-58313 Herdecke/Ruhr
Tel. +49 2330 621
Fax + 49 2330 623995
www.gemeinschaftskrankenhaus.de
kontakt@gemeinschaftskrankenhaus.de

Gemeinschaftskrankenhaus Havelhöhe
Kladower Damm 221
DE-14089 Berlin
Tel. +49 30 365010
Fax +49 30 36501 444
www.havelhoehe.de
info@havelhoehe.de

Paracelsus-Krankenhaus
Burghaldenweg 60
DE-75378 Bad Liebenzell
Tel. +49 7052 9250
Fax +49 7052 925215
www.paracelsus-krankenhaus.de
info@paracelsus-krankenhaus.de

Schweiz:

Lukas-Klinik
Brachmattstraße 19
CH-4144 Arlesheim
Tel. +4461 706 7171
Fax +4461 706 7173
www.lukasklinik.ch
kontakt@lukasklinik.ch

Ita Wegman-Klinik
Pfeffinger Weg 1
CH-4144 Arlesheim
Tel. +4161 705 7111
Fax +4161 705 0274
www.wegmanklinik.ch
info@wegmanklinik.ch

Paracelsus-Spital
Bergstraße 16
CH-8805 Richterswil
Tel. +4171 787 2121
Fax +4171 787 2351
www.paracelsus-spital.ch
info@paracelsus-spital.ch

b) Kliniken mit anthroposophischer Abteilung und anthroposophisch orientierte Sanatorien

Bundesrepublik Deutschland:

Kreiskrankenhaus Heidenheim
Schlosshausstraße 100
DE-89552 Heidenheim
Tel. +49 7321 332502
Fax +49 7321 332048
www.kliniken-heidenheim.de

Rehabilitationsklinik Schloss Hamborn
Schloss Hamborn 85
DE-33178 Borchen/Paderborn
Tel. +49 5251 38860
Fax +49 5251 3886702
www.schlossharmborn.de
reha-klinik@schloss-harmborn.de

Sanatorium Haus am Stalten
Staltenweg 25
DE-79585 Steinen-Endenburg
Tel. +49 7629 91090
Fax 049 7629 910929
www.stalten.de
haus-am-stalten@t-online.de

Asklepios Westklinikum
Suurheide 20
DE-22559 Hamburg
Tel. +49 40 8191 2300
Fax +49 40 8191 2303
www.asklepios.com
zentrale@asklepios.com

Sanatorium Sonneneck
Kanderner Straße 18
DE-79410 Badenweiler
Tel. +49 7632 7520
Fax +49 7632 752177
www.sanatorium-sonneneck.de
sanatorium_sonneneck@t-online.de

Knappschaftskrankenhaus Essen
Am Deimelsberg 34a
DE-45276 Essen
Tel. 049 201 1740
Fax 049 201 1741005
www.kliniken-essen-mitte.de
info@kliniken-essen-mitte.de

Medizinisches Zentrum Lahnhöhe
Am Kurpark 1
DE-56112 Lahnstein
Tel. 049 2621 9150
Fax 049 2621 915516
www.lahnhoehe.de
info@lahnhoehe.de

Österreich:

Ita Wegman-Therapeutikum
Arbeitsgemeinschaft für Anthroposophisches Heilwesen
Südtiroler Straße 16
AT-4020 Linz
Tel. +43 732 661840
Fax +43 732 661815

Paracelsus-Therapeuticon für anthroposophisch ergänzte Medizin
Privatklinik Mariahilf
Radetzkystraße 35
AT-9020 Klagenfurt
Tel. +43 463 5885 991
Fax +43 463 5885 994
www.maria-hilf.at
info@privatklinik-mariahilf.at

Ambulanz für Komplementäre Medizin bei Krebserkrankungen
Universitätsklinik für Frauenheilkunde
Abteilung für Spezielle Gynäkologie
Währinger Gürtel 18–20
AT-1090 Wien
Tel. +43 1 40400 2804
Fax +43 1 40667 4901
www.brust.cc
loe-auerbach@akh-wien.ac.at

Schweiz:

Merian Iselin-Spital
Föhrenstraße 2
CH-4009 Basel
Tel. +4161 305 1212
Fax +4161 301 1866
www.merianiselinspital.ch
merian.iselin@mis.bs.ch

Paracelsus-Klinik
CH-9062 Lustmühle
Tel. +4171 335 7171
Fax +4171 335 7100
www.paracelsus.ch
info@paracelsus.ch

Regionalspital Emmental
Komplementärmedizinische Abteilung
CH-3550 Langnau i.E.
Tel. +4134 409 2222
Fax +4134 409 2323
www.regionalspital-emmental.ch
info@regionalspital-emmental.ch

Casa di Cura Andrea Cristoforo
Via Collinetta 25
CH-6612 Ascona
Tel. +091 791 1841
Fax +091 792 2715
www.casadicura.ch
mail@casadicura.ch

c) Beratungsstellen:

Bundesrepublik Deutschland:

WELEDA AG
Möhlerstraße 3–5
DE-73525 Schwäbisch Gmünd
Tel. +49 7171 9190
Fax +49 7171 91939
www.einechancemehrbeikrebs.de
info@einechancemehrbeikrebs.de
Service-Telefon für Fragen zur Misteltherapie:
+49 1805 935332 (€ 0,12/min.)

Österreich:

WELEDA GmbH & Co. KG
Hosnedlgasse 27
AT-1220 Wien
Tel. +43 1 2566060
Fax +43 1 2594204
www.weleda.at
dialog@weleda.at

Schweiz:

Verein für Krebsforschung
Kirschweg 9
CH-4144 Arlesheim
Tel. +4161 706 7272
Fax +4161 706 7200
www.hiscia.ch
sekretariat@vfk.ch

WELEDA AG
Stollenrain 11
CH-4144 Arlesheim
Tel. +4161 705 2121
Fax 04161 705 2310
www.weleda.ch
info@weleda.ch

Dozentur für Anthroposophische Medizin
KIKOM Universität Bern
Inselspital
Imhoof-Pavillon
CH-3010 Bern
Tel. +4131 632 9758
Fax +4131 632 4262
www.cx-unibe.ch/kikom/
peter.heusser@kikom.unibe.ch
Die Dozentur für Anthroposophische Medizin führt am Inselspital bei stationären Krebspatienten Konsilien zur Einstellung einer zusätzlichen anthroposophischen Behandlung (ISCADOR®-Therapie) durch und betreut Patienten auf Zuweisung auch ambulant.

Patientenorientierte Vereinigungen

Bundesrepublik Deutschland:

Gesundheit Aktiv
Johannes-Kepler-Straße 56
DE-75374 Bad Liebenzell-Unterlengenhardt
Tel. +49 7052 93010
Fax +49 7052 930110
www.gesundheitaktiv-heilkunst.de
verein@gesundheitaktiv-heilkunst.de

Österreich:

Verein für ein anthroposophisches Heilwesen
Österreichische Patientenorganisation für Anthroposophische Medizin (ÖPAM)
Sonnenstraße 2
AT-8010 Graz
Tel. +43 316 3210 7210
Fax +43 316 3210 7212
www.heilwesen.at
heilwesen@anthroposophie.at

Schweiz:

anthrosana
Verein für ein anthroposophisch erweitertes Heilwesen
Postplatz 5
CH-4144 Arlesheim
Tel. +4161 701 1514
Fax +4161 701 1503
www.anthrosana.ch
info@anthrosana.ch

Internet-Adressen

www.betacare.de
Eine vollständige Liste der Selbsthilfeorganisationen, sortiert nach Krankheiten, sowie ein Lexikon für Sozialfragen enthält die betaliste, Neu-Isenburg 2005.

www.krebsinformation.de
Krebsinformationsdienst (KID) des Deutschen Krebsforschungs- zentrums (DKFZ) Heidelberg

www.krebshilffe.de
Deutsche Krebshilfe e.V.

www.krebsgesellschaft
Deutsche Krebsgesellschaft e.V.

www.krebshilfe.or.at
Die Österreichische Krebshilfe e.V.

www.swisscancer.ch
Krebsliga Schweiz

www.krebs-kompass.de
Der Krebs-Kompass

www.cancernet.nci.nih.gov
CancerNet, CDI – National Cancer Institute (USA)

www.agv.de
Arbeitsgemeinschaft für Verbraucherverbände

www.ilco.de
Deutsche ILCO, Vereinigung für Stomaträger und Menschen mit Darmkrebs

www.ilco.ch
ILCO Schweiz

www.nakos.de
NAKOS – Nationale Kontakt- und Informationsstelle zur Anregung
und Unterstützung von Selbsthilfegruppen

www.selbsthilfekrebs.de
Bundesorganisation Selbsthilfe Krebs e.V.

www.leben-wie-zuvor.ch
Schweizer Verein für Frauen mit Brustkrebs

www.mamazone.de
Frauen und Forschung gegen Brustkrebs

www.stiftungpath.de
Die weltweit einzige Tumorbank von Patienten für Patienten

www.frauenselbsthilfe.de
Frauenselbsthilfe nach Krebs e.V.

www.patientenforum.ch
Plattform für Patienten mit belastenden Erkrankungen

www.ex-unibe.ch
Kollegiale Instanz für Komplementärmedizin KIKOM, Lehrstuhl für
Komplementärmedizin an der Universität Bern

www.nccam-nih.gov
National Center for Complementary and Alternative Medicine
(Abteilung für Komplementärmedizin) der amerikanischen Gesund-
heits-Behörde (National Institutes of Health)

www.mdanderson.org/cimer
MD Anderson Cancer Center, Krebszentrum der Universität Texas
mit sehr ausführlichen Informationen zur Komplementärmedizin

www.agbkt.de
Arbeitsgruppe Biologische Krebstherapie am Klinikum Nürnberg-
Nord

www.biokrebs.de
Gesellschaft für Biologische Krebsabwehr, Deutschland 4

Weitere Hinweise

Wie finde ich einen anthroposophischen Arzt?

Gesellschaft anthroposophischer Ärzte
Roggenstraße 82
70794 Filderstadt
Tel. 0711 / 77 99 711

Verein für Krebsforschung e.V. Stuttgart
Frau Beck
Trossinger Straße 55
70619 Stuttgart
Tel. 0711 / 620 2600

Thermoregulation

Gesellschaft für Thermoregulation
Fa. Eidam
Bahnhofstraße 6
35435 Wettenberg
Tel. 06406 / 91 840

Mammacare

Aktion für Brustkrebs e.V.
Dr. Dieter Arlt
Untere Kippstraße 21
69198 Schriesheim
Hier kann Material als CD oder DVD zum richtigen Abtasten der
Brust bestellt werden.

Das Praxislabor Onkobrain® führt folgende Untersuchungen durch:

1. MDT-Test (Misteldifferenzierungstest nach Wagner):
   Testet am Blut des Patienten über 30 verschiedene Mistelpräparate, um die wirksamste Therapie herauszufinden.

2. EFT-Test (Eosinophilenfunktionstest nach Wagner):
   Zeigt, ob die vorhandenen Abwehrzellen gegen Krebs
   aktiviert oder blockiert sind.
   Weitere Informationen werden gern zugesandt.

Adresse:
Labor Onkobrain®
c/o Dr. med. Richard Wagner
Kirchheimer Straße 49
70619 Stuttgart
Fax: 0711 / 47 80 327

Bitte *nur* schriftliche Anfragen!

25. Glossar

Abdomen:	Bauch, Unterleib
anaphylaktisch:	Überempfindlichkeitsreaktion
antiphlogistisch:	entzündungshemmende Wirkung
Apoptose:	Selbstmordprogramm der Zellen
Aszites:	Wasser im Bereich des Rippenfells
Barrett-Ösophagus:	chronische Entzündung im Bereich der unteren Speiseröhre
Brenzkatechin:	ein Derivat des Brenzkatechins ist das Adrenalin (Dihydroxibenzol)
endoplasmatisches Retikulum:	elektromikroskopisch sichtbares, im Grundplasma der Zellen gelegenes Hohlraumsystem aus Bläschen, Kanälen und Zisternen
eosinophile Granulozyten:	mit Eosin (roter Farbstoff) gefärbte weiße Blutkörperchen
exulzerierend:	geschwulstbildend
Fibroblasten:	Vorstufe der Fibrozyten
Fibronektose:	regelmäßiger Oberflächenbestandteil normaler Bindegewebszellen; wird von den →Fibroblasten ständig erzeugt und auch an die Umgebung abgegeben
Fibrozyten:	spindelförmige Zellen des Bindegewebes
Floride Hyperthyreose:	blühend; stark entwickelte Überfunktion der Schilddrüse
Granulome:	geschwulstähnliche, knötchenförmige Neubildung als Gewebereaktion auf allergisch-infektiöse oder chronisch entzündliche Prozesse
Granulozyten:	eine Art weißer Blutkörperchen
Historektomie:	Gewebeentfernung

Hodgkin-Lymphom: bösartige Erkrankung der Lymphknoten

Hyperkalzämie:	Abfall des Blutkaliumspiegels unter die normale Höhe
Hypoplasie:	anlagebedingte morphologische Unterentwikklung; die Organanlage ist vorhanden, aber nicht voll entwickelt
Ileus:	Störung der Darmpassage infolge Darmlähmung oder Darmverschluss
inhibieren:	Einhalt tun, verhindern, hemmen
Interleukine:	von →Leukozyten sezernierte Signalsubstanzen der Immunregulation
Inzidenz:	Eintritt, Vorfall; (statistisch: Anzahl der Neuerkrankungen)
Karzinogene:	Substanzen oder Faktoren, die beim Menschen oder im Tierversuch die →Inzidenz maligner (auch spontan auftretender) Tumoren erhöhen, die Latenzzeit der →Karzinogenese verkürzen oder das Tumorspektrum in einem Gewebe verändern (erweitern) können
Karzinogenese:	Entstehung maligner Tumoren
Katecholamine:	Bezeichnung für die chemisch vom →Brenzkatechin abgeleiteten biogenen Amine, z. B. Adrenalin, Noradrenalin
Kolonkarzinom:	Dickdarmkrebs
Leukozyten:	weiße Blutkörperchen. Einteilung in →Granulozyten (60-70%), →Lymphozyten (20-230%) und →Monozyten (2-6%) der Blutleukozyten. Bei infektiösen Erkrankungen kommt es zu phasenhaft ablaufenden Veränderungen der Leukozytenverteilung, die im Differantialblutbild erfasst werden können und einen Rückschluss auf den Krankheitsverlauf ermöglichen
Lymphangiosis carcinomatosa:	kontinuierliche Ausbreitung eines Karzinoms in Lymphgefäße

Lympho-granulomatose:	malignes Lymphom, das wahrscheinlich von den Lymphknoten ausgeht
Lymphokine:	Substanzen, die von Lymphozyten (vor allem antigenaktivierten T-Lymphozyten) produziert und sezerniert werden und andere Zellen aktivieren und deren Funktionen beeinflussen
Lymphozyten:	von Stammzellen im Knochenmark abstammende, in Knochenmark, Lymphknoten, Thymus und Milz gebildete und hauptsächlich über die Lymphbahnen in das Blut gelangende weiße Blutkörperchen
Makrophagen:	große Phagozyten, sogenannte Fresszellen
maligne:	bösartig
malignes Melanom:	bösartiger Hautkrebs
Meteorismus:	Blähsucht; Luft- bzw. Gasansammlung im Darm oder in der freien Bauchhöhle
Mitochondrien:	etwa bakteriengroße, längliche oder ovale Zellorganellen; Energiezentrale der Zelle
Mitose:	indirekte Kernteilung; Zellkernteilung mit Längsspaltung der Chromosomen
Monozyten:	zu den Leukozyten gehörende, größte mononukleäre Zellen
Neuropathie:	Nervenleiden; Erkrankung peripherer Nerven
Osteolyse:	Auflösung von Knochengewebe
Ovarialkarzinom:	Eierstockkrebs
palliativ:	die Beschwerden einer Krankheit lindernd, aber nicht die Ursachen bekämpfend, schmerzlindernd
Pankreaskarzinom:	Bauchspeicheldrüsenkrebs
paraneoplastisches Syndrom:	die bei bösartigen Geschwülsten nicht vom Primärtumor oder seinen Metastasen ausgehenden, sondern auf humoraler Fernwirkung beruhenden metabolischen, dystrophischen oder oder degenerativen Symptome, die nach Tumorentfernung spontan abklingen

-pathie:	Wortteil mit der Bedeutung von Schmerz, Krankheit
Phagozytose:	Aufnahme fester Partikel (z. B. Gewebetrümmer, Mikroorganismen, Fremdkörper) in das Zellinnere von →Phagozyten
phyto-:	Wortteil mit der Bedeutung von Gewächs, Pflanze
Pleuraerguss:	Wasser im Bereich des Rippenfells
Plexus:	Geflecht; besonders die netzartige Verflechtung von Venen, Nerven oder Lymphgefäßen mit mehrfacher Teilung und Zusammentreten von neuen Stämmen
pluripotent:	mehrfach vorhanden
Präkanzerose:	Vorstadien eines Karzinoms
progredient:	fortschreitend, progressiv
Proliferation:	Wucherung
Rektumkarzinom:	Mastdarmkarzinom
Ribosom:	für den Eiweißaufbau wichtige, submikroskopisch kleine Körnchen am →endoplastischen Retikulum
Serotonin:	Mediatorsubstanz, Neurotransmitter
Stomatitis aphtosa:	Entzündung der Mundschleimhaut mit Herpes-simplex-Virus
Subileus:	beginnender, unvollständiger →Ileus
Thymozyten:	Bezeichnung für im →Thymus vorkommende, von pluripotenten Stammzellen des Knochenmarks abstammende lymphoide Zellen, die sich unter dem Einfluss von Thymusfaktoren zu T-Lymphozyten differenzieren
Thymus, Thymusdrüse:	hinter dem Brustbein gelegenes, drüsenartiges Gebilde, das sich nach dem Kindesalter zurückbildet
T-Zellen:	Kurzbezeichnung für Lymphozyten

visceral: die Eingeweide betreffend

Zytokine: siehe Lymphokine, Interleukine

Zytostastika: Substanzen, die das Wachstum bösartiger
                             Geschwülste hemmen, aber auch gesunde
                             Zellen in gewissem Ausmaß schädigen können.
                             Ziel ist dabei, die Zelltätigkeit zu verhindern

zytotoxisch: zellvergiftend, zellschädigend

26. Danksagung

Wie schon so oft, jetzt zum zwölften Male, möchte ich mich bei meinem Verleger, Herrn Johannes Mayer vom Verlag Mayer in Stuttgart bedanken für die anregenden Gespräche, seine fürsorgliche Betreuung der Reihe *ISCADOR® und mehr* und die vielfältigen Persönlichen Anregungen, die ich ihm in langen Jahren verdanke.

Ein herzlicher Dank geht an meine langjährige Lektorin, Frau Roswitha von dem Borne, die meine Ausführungen in Form bringt durch ein ausgezeichnetes Lektorat und in bewährter Weise das Glossar erstellt. Ich danke ihr auch für die freundschaftliche Verbundenheit.

Wiederum sei Frau Elisabeth Koester herzlich gedankt für die bewährte und ausgezeichnete Erstellung des Manuskriptes und die unschätzbare Fähigkeit, mein nicht immer gut verständliches Diktat in Schriftform zu übertragen.

27. Weiterführende Literatur

Berg, L.: *Brustkrebs,* Kunstmann, München ²1996.

Beuth, J.: *Krebs ganzheitlich behandeln,* Trias 2002.

Bock, P.R., und Hanisch, J.: Mündliche Mitteilungen vom Juli 2004.

Bock, P.R. et al.: »Efficacy and safety of the standardized mistletoe extract (Iscador) in the postsurgical therapy of patients with primary breast carcinoma: a multicenter, controlled, retrolective cohort study according to good epidemiological practice (GEP) guidelines«, in: *Journal of Cancer Research and Clinical Oncology* 2002, 128 (1), S. 173.

– »Wirksamkeit und Sicherheit der komplementären Langzeitbehandlung mit einem standardisierten Extrakt aus Europäischer Mistel *(Viscum album L.)* zusätzlich zur konventionellen adjuvanten onkologischen Therapie bei primärem, nicht metastasiertem Mammakarzinom. Ergebnisse einer multizentrischen, komparativen, retrolektiven, epidemiologischen Kohortenstudie in Deutschland und der Schweiz«, in: *Arzneimittel-Forschung / Drug Research* 2004, 54 (8), S. 456–466.

– »Retrolective, comparative, epidemiological cohort study with parallel groups design for evaluation of efficacy and safety of drugs with ›well established use‹ – experience with the long-term treatment using the European mistletoe extract (Viscum album L.) in addition to conventional oncologic therapy in primary, non-metastatic breast carcinoma«, in: *Forschende Komplementärmedizin* 2004, 11 (1), S. 23–29.

Bopp, A.: *Die Mistel – Heilpflanze in der Krebstherapie,* Rowohlt Taschenbuch Verlag, Reinbek bei Hamburg ³2003.

Bopp, A. et al.: *Was kann ich für mich selbst tun? Patientenkompetenz in der modernen Medizin,* Rueffer und Rub Sachbuchverlag 2005.

Bucka-Lassen, E.: *Das schwere Gespräch,* Deutscher Ärzteverlag 2005.

Dorn, A. et al.: *Psychoonkologische Therapie bei Brustkrebs,* Deutscher Ärzteverlag 2006.

Fintelmann, V.: *Krebssprechstunde – Ein Ratgeber zum Umgang mit der Zeitkrankheit,* Verlag Urachhaus, Stuttgart 1994.

Glöckler, M., und Schürholz, J. (Hrsg.): *Krebsbehandlung in der anthroposophischen Medizin,* Verlag Freies Geistesleben, Stuttgart 1996.

Goyert, A. et al.: *Der krebskranke Mensch,* Verlag Freies Geistesleben, Stuttgart 1993.

Grossarth-Maticek, R.: *Autonomie-Training,* de Gruyter, Berlin 2000.

Grossarth-Maticek, R. et al.: »Verlängerung der Überlebenszeit von Krebspatienten unter Misteltherapie (Iscador) – Ergebnisse einer epidemiologischen Langzeitstudie«, in: *Schweizerische Zeitschrift für GanzheitsMedizin* 2001, 13(4), S. 217–225.

– »Use of Iscador, an extract of European mistletoe (Viscum album), in cancer treatment: prospective nonrandomized and randomized matched-pairstudies nested within a cohort study«, in: *Alternative Therapies in Health and Medicine* 2001, 7 (3), S. 57–75.

– »Addendum to Iscador article«, in: *Alternative Therapies in Health and Medicine* 2001, 7 (4), S. 26.

– »Synergieeffekte von Selbstregulation und Misteltherapie (Iscador) auf die Überlebenszeit bei Krebspatienten – Ergebnisse einer epidemiologischen Langzeitstudie, Teil II«, in: *Schweizerische Zeitschrift für GanzheitsMedizin* 2004, 16(2), S. 81–89.

Grossarth-Maticek, R., und Ziegler, R.: »Randomized and non-randomized prospective controlled cohort studies in matched pair design for the long-term treatment of breast cancer patients with a mistletoe preparation (Iscador)« (in Vorbereitung zur Publikation).

Heiligtag, H.-R.: *Krebs besser verstehen. Ein Ratgeber aus der Sicht der anthroposophisch erweiterten Medizin,* aethera im Verlag Freies Geistesleben, Stuttgart 1999.

Hofstetter, A. et al.: *Prostatakarzinom,* Urban & Vogel Verlag 2006.

Hüther, G.: *Die Macht der inneren Bilder,* Verlag van den Hoeck & Roprecht 2004.

Kaufmann, M. et al.: *Mammakarzinom,* Verlag Medizin und Wissen 2004.

Kienle, G.S., und Kiene, H.: »Klinische Studien zur Misteltherapie der Krebserkrankung – Eine Übersicht«, in: *Erfahrungsheilkunde* 2004, 53, S. 193–209.

Die Mistel in der Onkologie: Fakten und konzeptionelle Grundlagen, Schattauer, Stuttgart 2004.

Kovacs, E.: »Serum levels of IL-12 and the production of IFN-gamma, IL-2 and IL-4 by peripheral blood mononuclear cells (PBMC) in cancer patients treated with Viscum Album extract«, in: *Biomedicine & Pharmacotherapy* 2000, 54, S. 305–310.

Kovacs, E., und Almendral, A.: »Reduced DNA repair synthesis in healthy woman having first degree relatives with breast cancer«, in: *European Journal of Cancer and Clinical Oncology* 1987, 22, S. 1051–1057.

Kovacs, E., und Langemann, H.: »Defective DNA repair in a large family having a high occurence of cancer«, in: *Oncology* 1988, 45, S. 444–447.

- »Differences in the kinetics of DNA repair in cancer patients and healthy controls«, in: *Oncology* 1991, 48, S. 312–316.

Kovacs, E. et al.: »Age-relatec variations in the DNA-repair synthesis after UV-C irradiation in unstimulated lymphocytes of healthy blod donors«, in: *Mutation Research* 1984, 131, S. 231–237.

- »Impaired DNA-repair synthesis in lymphocytes of breast cancer patients«, in: *European Journal of Cancer and Clinical Oncology* 1986, 22, S. 863–869.

- »Repair of UV-induced DNA damage in aplastic anaemia: Changes after treatment with antilymphocyte globuline (ALG)«, in: *European Journal of Haematology* 1988, 40, S. 430–436.

- »Improvement of DNA repair in lymphocytes of breast cancer patients treated with Viscum album extracts (Iscador)«, in: *European Journal of Cancer* 1991, 27 (12), S. 1672–1676.

- »Do chemo- and radiotherpy affect the DNA repair ability of lymphocytes«, in: *Archives of Gynecology and Obstetrics* 1992, 251, S. 121–126.

- »Die Wirkung von Viscum album (Iscador®) auf die DNA-Reparatur in peripheren Lymphozyten nach Gammastrahlen- und Cyclophosphamid-Exposition ...«, in: Scheer, R. et al. (Hrsg.): *Grundlagen der Misteltherapie,* Hippokrates Verlag, Stuttgart 1996, S. 197–205.

- »Effect of Iscador treatment on DNA repair in cancer patients. Correlation with immunological parameters«, in: *Annals of Hematology* 1996, 73 (II), S. 148.

Overstolz, A.: *ISCADOR – Mistelpräparate aus der anthroposophisch erweiterten Krebsbehandlung,* Verlag für Ganzheitsmedizin ²2005.

Petersen, P.: *Majestät des Todes- Bewegung des Lebens,* Verlag J. M. Mayer 1998.

Regierer, A.C. et al.: *Mammakarzinom,* Deutscher Ärzteverlag 2005.

Sigusch, V.: *Praktische Sexualmedizin,* Deutscher Ärzteverlag 2005.

Treichler, M.: *Das Therapieangebot in der anthroposophischen Medizin,* Verlag J. M. Mayer 1998.

Unger, C.: *Metastasierendes Mammakarzinom,* Thieme Verlag 2004.

Wagner, R.: *Praktische Prüfungsmethoden zur Beurteilung der Misteltherapie,* Verlag Urachhaus 1994.

- *Krebs. 160 Fragen und Antworten zur Therapie mit ISCADOR®,* Verlag Urachhaus 1996.

- *Brustkrebs und ISCADOR®. Beiträge zur Krebstherapie IV,* Verlag Urachhaus 1999.

- *Iscador M/Qu spezial – Erfahrungen und Ergebnisse. Beiträge zur Krebstherapie,* Band V, Verlag Urachhaus 2001.

- *Prostatakrebs und ISCADOR®. Ein Klinikbegleiter und Leitfaden*

für Diagnostik, Operation, Nachsorge und Folgetherapie, Verlag J. M.
Mayer 2002.
– *Krebs – den Lebensfaden wiederfinden. Psychoonkologie für Arzt
und Patient,* Verlag J. M. Mayer 2003.
– *Darmkrebs und ISCADOR®: Darmkrebs vermeiden, erkennen, be-
handeln und begleiten,* Verlag J. M. Mayer 2005.
– *Mammakarzinom und ISCADOR®. Leitfaden für eine qualifizierte
Misteltherapie,* Verlag J. M. Mayer 2007.
Wolff, M.: *Das hormonrefraktäre Prostatakarzinom,* Uni-Med Verlag
Bremen 2005.
Zänker, K.S.: *Psychoneuroimmunologie,* Spektrum der Wissenschaft
Verlag, Heidelberg 1991.

Folgende Broschüren für Patienten können bei der Weleda
AG unter folgender Telefonnummer bestellt werden:
0 18 05 / 93 53 32 (€ 0,12 / min.)

1. Misteltherapie bei Krebs – Erstinformation für Patienten
2. Eine Chance mehr bei Brustkrebs – die Krankheit ganzheitlich behandeln
3. Eine Chance mehr bei Prostatakrebs – die Krankheit ganzheitlich behandeln

RICHARD WAGNER

Darmkrebs und ISCADOR®

Darmkrebs vermeiden, erkennen,
behandeln und begleiten

ISCADOR® und mehr

128 Seiten, Broschur

Ratgeber und Begleiter für Patienten

Das kolorektale Karzinom rangiert nach dem Bronchial- und
dem Mammakarzinom an dritter Stelle der weltweiten Krebssta-
tistik. Im Jahre 2000 erkrankten fast eine Million Menschen neu;
eine halbe Million verstarb daran.
Das vorliegende Buch will Wege zur Vermeidung und zur Vorsorge aufzeigen. Neben den operativen Techniken werden die
gängigen Chemotherapie-Strategien aufgezeigt. Besonderer Wert
wird auf die Möglichkeit einer Iscador-Therapie als Vorsorge-
maßnahme beim familiären Darmkrebs gelegt wie auch als
adjuvante Behandlung zur Chemotherapie und als naturwissenschaftlich begründete und kontrollierbare Begleittherapie. Klinische Beispiele der Verbesserung der krebsspezifischen Immunab-
wehr, der Reduktion von Nebenwirkungen der Chemotherapie,
der Metastasenrückbildung und der Verbesserung des Tumor-
Fatigue-Syndroms runden diesen ärztlichen Ratgeber und Pa-
tientenbegleiter ab.

MAYE R

Richard Wagner

Mammakarzinom und ISCADOR®

Leitfaden für eine qualifizierte Misteltherapie

ISCADOR® und mehr

280 Seiten, Broschur

Die Brustkrebserkrankung von der Epidemiologie über schulmedizinische Therapieverfahren bis zur praktischen Anwendung der Misteltherapie wird umfassend behandelt. Kapitel über erste Hilfemaßnahmen bei der Diagnose sowie erste Hilfemaßnahmen bei der Rezidivdiagnose, um Wege aufzuzeigen, mit der Krankheit umzugehen, nehmen eine zentrale Stellung ein. Auch die neuesten Antikörpertherapien werden in ihrem Einsatz und in ihrer Kombination mit der Misteltherapie bewertet. Schließlich wird auch auf psychoonkologische Verfahren und auf die künstlerischen Therapien im Sinne der anthroposophisch erweiterten Medizin eingegangen.

Aus dem Inhalt: 30 Erste Hilfen bei der Erstdiagnose Mammakarzinom • Zwölf Erste Hilfen bei Rezidiv oder Metastasen • Vorsorgeuntersuchungen • Biopsie zur Diagnosesicherung • Operation • Chemotherapie • Strahlentherapie • Hormontherapie • Antikörpertherapie • Bisphosphonate • Das Mammakarzinom aus Sicht der Anthroposophischen Medizin • Praktische Misteltherapie • Blutuntersuchungen • Wie lange muss therapiert werden? • Misteltherapie bei Rezidiv oder Metastasierung • Ausgewählte Fallberichte aus der Praxis • Ernährungsumstellung • Künstlerische Therapien • Nachsorge-Kuren • Zusatzmedikamente.

MAYER

Richard Wagner

Prostatakrebs und ISCADOR®

Ein Klinikbegleiter und Leitfaden für Diagnostik, Operation, Nachsorge und Folgetherapie

ISCADOR® und mehr

188 Seiten, Broschur

Die häufigste Krebserkrankung beim Mann ist das Prostatakarzinom. Der Autor schildert nicht nur Symptome, Untersuchungsverfahren und Möglichkeiten der Therapie, sondern fügt auch einen »Klinikbegleiter« bei, der dem Patienten Aufschluss darüber gibt, was ihn in der Klinik erwartet, wenn Prostatakrebs festgestellt worden ist.

Aus dem Inhalt: Zur Pathologie des Prostatakarzinoms • Die Metastasierung des Prostatakarzinoms • Diagnostische Verfahren • Zur Therapie des Prostatakarzinoms • Schmerztherapie • Die Therapie mit ISCADOR® • Klinische Erfolge mit ISCADOR® • Kombination mit a) Hormontherapie, b) Bestrahlung, c) Chemotherapie, d) komplementären Medikamenten • Künstlerische Therapien und Prostatakarzinom.

KLINIKBEGLEITER: »Das kommt auf Sie zu!« • Präoperative Diagnostik • OP-Vorbereitung • Der OP-Tag und die Intensivstation • Postoperative Tage • Kontinenztraining • Katheterentfernung • Die Entlassung • Erlernen einer »neuen Sexualität« • Nachsorge.

MAYER

Richard Wagner

Krebskrankheit und Immunabwehr
Der eosinophile Granulozyt – die vergessene Abwehrzelle

ISCADOR® und mehr

86 Seiten, Broschur

Funktioniert die Krebsabwehr?

Der eosinophile Granulozyt ist wahrscheinlich eine archaische Abwehrzelle, deren Gesamtfunktion lange Zeit in Vergessenheit geraten war. Sie wurde nur noch als Marker für Allergie und Parasitose verstanden. Neueste Forschungen zeigen jedoch, dass der eosinophile Granulozyt ein Marker für regulatorische Immunvorgänge bei der Krebs-Immunabwehr ist.

Früher wurden mindestens 25 Prozent der Patienten mit einem zunächst schlechten und unter Therapie sehr ausgeglichenen Immunstatus gesehen, bei denen dann trotzdem ein Rezidiv oder eine weitere Metastasierung eintrat, obwohl doch alle Kriterien der immunologischen Stimulation sorgfältig erfüllt waren.

Durchgeführte Funktionstests zeigen dann zum Beispiel bei solchen Patienten, dass nur die Anzahl der Immunzellen gesteigert werden konnte, nicht jedoch deren Funktion. Es ist dann letztlich gleichgültig, ob 1000 oder 5000 nicht funktionierender Immunzellen vorliegen, sehr viel sinnvoller ist es, wenige, aber sehr stimulierte und funktionsfähige Immunzellen zu besitzen, als eine Vielzahl inkompetenter Zellen, die nicht ihre Aufgabe, Tumorzellen anzugreifen, erfüllen können.

Das kurzgefasste Buch nennt Untersuchungsmöglichkeiten, fasst die wissenschaftliche Forschung zusammen und weist einen pragmatischen Weg der Tumornachsorge.

MAYER

Richard Wagner

Krebs – den Lebensfaden wiederfinden

Psychoonkologie für Arzt und Patient
Übungen und Verfahren

ISCADOR® und mehr

176 Seiten, 28 Abb., Broschur

Psychoonkologisches Training als Therapiefaktor

Die Diagnose Krebs ist immer eine niederschmetternde Mitteilung, die an die Grundfesten der Existenz rührt. Ist das der Anfang eines langen, schmerzvollen unvermeidlichen Endes? Der Lebensfaden scheint wie abgeschnitten. Selbst wenn dann mit allem kämpferischen Mut Operation und Therapie angegangen werden, schwanken die Gefühle immer wieder zwischen Hoffnung, Zweifeln und Angst.

Anhand relevanter Untersuchungen stellt der Autor verschiedene psychoonkologische Verfahren vor, die sich bereits in der Praxis bewährt haben. Es gilt, den Patienten auf seine Schwachpunkte hinzuweisen, die durch ein gezieltes Training angegangen werden können. Labortests beweisen zudem eine Immunblockierung durch psychoonkologische Defizite, so dass das Training auch immunologisch begleitet und überprüft werden kann.

MAYER

Richard Wagner

Onkologie – rationales Praxismanagement

Misteltherapie in der Kassenpraxis

ISCADOR® und mehr

200 Seiten, Broschur

Ratgeber und Begleiter für Patienten

Die strenge Budgetierung und vielfältigen Vorschriften, die von kassenärztlichen Vereinigungen, Berufsverbänden und Krankenkassen gemacht werden, stellen eine starke Belastung für die Ärzteschaft dar. Auf der anderen Seite stehen die Nöte der Krebspatienten, die einen Partner im Arzt suchen und wünschen, dass er sich Zeit für sie nimmt.

Am praktischen Umgang mit Mamma-, Prostata- und Coloncarcinompatienten stellt der Autor dar, wie eine onkologische Sprechstunde rational so gestaltet werden kann, dass innerhalb kurzer Zeit eine Befund-, Risiko- und Laboranalyse sowie eine Umfeldanalyse und eine Therapiebewertung möglich ist, wobei die Stellung des Patienten gebührend berücksichtigt wird und seine Motivation unterstützt werden kann.

»So können auch in einer Kassenpraxis rationale Budgets für die Labor- und sonstigen ärztlichen Leistungen, vor allem aber auch für den Einsatz der Mistelpräparate geschaffen werden.«

MAYER